少年强则中国强，少年进步则中国进步。

拥有健康的人民意味着拥有更强大的综合国力和可持续发展的能力。

中医药文化进校园系列

中学生

中医手法保健

名誉主编　刘彭芝

主　　编　马淑然　常学礼

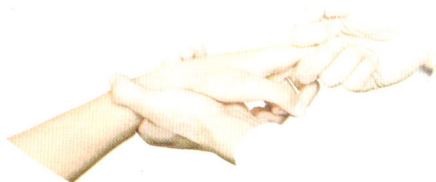

中国医药科技出版社

内 容 提 要

　　本书源自人大附中中医课堂的探索与实践，编者认真分析了学生的需求，结合自己多年的临床实践，精心挑选了适合中学生保健的各种手法。全书将中医文化理念和中医保健手法应用相结合，图文并茂，简洁实用，并配以视频二维码，即扫即看，适合全国中学生学习使用。

图书在版编目（CIP）数据

　　中学生中医手法保健 / 马淑然，常学礼主编 . — 北京：中国医药科技出版社，2017.10
　　ISBN 978-7-5067-9529-6

　　Ⅰ．①中…　Ⅱ．①马…　②常…　Ⅲ．①中学生—中医学—保健　Ⅳ．① R212

　　中国版本图书馆 CIP 数据核字（2017）第 201411 号

美术编辑　　陈君杞
版式设计　　也　在

出版　中国医药科技出版社
地址　北京市海淀区文慧园北路甲 22 号
邮编　100082
电话　发行：010 - 62227427　　邮购：010 - 62236938
网址　www.cmstp.com
规格　710 × 1000mm $\frac{1}{16}$
印张　11 $\frac{3}{4}$
字数　152 千字
版次　2017 年 10 月第 1 版
印次　2017 年 10 月第 1 次印刷
印刷　北京盛通印刷股份有限公司
经销　全国各地新华书店
书号　ISBN 978-7-5067-9529-6
定价　**35.00 元**

编委会

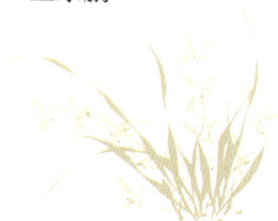

王序

少年强则中国强，少年进步则中国进步。正如习近平总书记所讲的，拥有健康的人民意味着拥有更强大的综合国力和可持续发展的能力。

推进中医药文化进校园是一件惠当前、利长远的好事。一方面中医药是打开中华文明宝库的钥匙，是中华优秀传统文化的重要组成部分和典型代表，体现着中华文化的内涵。另一方面中医药学凝聚着深邃的哲学智慧和中华民族的健康养生理念及其实践经验，深深地融入民众的生产生活实践中，形成了独具特色的健康文化和实践。为此，推进中医药文化进校园，有利于丰富优秀传统文化进校园的载体，传承优秀传统文化的基因，发挥其在儿童潜能开发、人格培养、道德塑造等方面潜在的巨大作用，从根源上帮助中学生树立更基础、更广泛、更深厚的文化自信；有利于帮助中学生养成正确的生活行为习惯，引导中学生强健体魄、改善身体素质、促进生长发育。

我多次讲过，推动中医药文化进校园，主要目的并不在于培养未来的小郎中，而是要让这门国粹赢得广泛的受众基础，普及健康养生知识，使学生们终身受益。要积极开拓思路，采取丰富的途径，将继承优秀传统文化、掌握中医药知识技能、培养健康学习生活方式有机地结合起来。

我十分高兴地看到，人大附中组织编写的这本《中学生中医手法保健》就是这方面十分成功的一次探索，为全国更广范围内推进中医药文化进校园提供了成功的范式。这本《中学生中医手法保健》以人大附中的教学实践为基础，针对中学生的年龄特点和现实需求，结合北京中医药大学的专家力量，精心编写而成。该书以中医手法保健为核心，简单实用，易于操作，颇具特色。应用简单的推拿操作手法来预防和解除诸如头痛、感冒等常见不适，在帮助中小学生提高自身健康素养的同时，还可以在学校里为同学服务，增进小伙伴之间的友谊；在家里为长辈保健，尽小辈的一份孝心，加深与家人的感情，使生活、学习的环境更加和睦，人际关系更加和谐。

习近平总书记在全国卫生与健康大会上强调，我国有 3 亿多少年儿童，让孩子们健康成长关系到祖国和民族的未来，也是每个家庭最大的愿望和期盼。让中医药文化知识走进校园、走进课堂、走进教材，既彰显了教育理念的理性回归、又阐释了传统文化的传承发展路径，也是贯彻落实习总书记讲话精神的重要举措。希望越来越多的人参与到中医药文化的传承发展上来，共同推动中医药知识在校园中的推广，进一步提升青少年的国学素养和健康水平，将中华优秀传统文化不断发扬光大。

乐为之序！

国家卫生计生委副主任
国家中医药管理局局长
中华中医药学会会长
2017 年 9 月

刘序

　　传统文化是一个国家走向未来的根，而基础教育是一个人成长发展的根。如何让基础教育与传统文化的根系相互涵养、同生共荣，催生更多的教育成果，是所有教育工作者需要思考的命题。

　　中医学中蕴涵着丰富深厚的民族文化精髓，正如习近平总书记所说：中医药学凝聚着深邃的哲学智慧和中华民族几千年的健康养生理念及其实践经验，是打开中华文明宝库的钥匙。这些年，书法、国画、京剧等传统文化已相继走进中小学校园，中医药文化也开始走进校园。

　　也许有人认为，中医药学专业性强，与基础教育离得很远，其实不然。中医药学博大精深，是道与器、科学与人文、哲学与医术的完美结合。中医药文化走进校园，不仅是教给学生一些中医药的基本技能和知识，更是要让青少年学会在人与自然的和谐中健康成长，与天地共和，与四时同序；学会辩证地看问题、待自己，以心理和情志统帅四肢，以养生来强体。中医药文化进校园的主要目标，不是培养出多少中医药名家，而是培养孩子们的文化自觉、文化自信、文化自强，发挥中医药文化在教书育人中的独特作用。

　　在博大精深的中医药学中，我对穴位推拿等养生保健手法尤为关注。这种应用范围广泛的物理疗法，不仅对许多疾病有较好的治疗效果，更有着眼未病、强身延年的作用，且无服药之不便、针刺之痛苦，既经济又安全，现在中小学生的课间眼保健操，其实就来自中医推拿手法。在孩子们普遍学业压力大，易患颈椎病、头疼、失眠、近视、肥胖等病症的今天，将中医推拿和养生保健手法引入校园，不仅可以让学生掌握一种强身健体的方法，增强体质，还可以让他们在需要时自助、互助、助人，从而增进家庭亲情、同窗友情、师生感情；进一步说，中医药文化中所体现的"治未病""天人合一，身心合一"的哲理智慧，必将促进青少年健康观、生命观、人生观、价值观的形成。如果每个家庭都有这样一个孩子，就不难有"健康家庭"，这样的健康家庭多了，便会自然汇聚成"健康中国"。

2016年初，人大附中开设了"中医文化进校园"研修课，广受师生的好评。在2017年创新人才教育研究会年会上，我们联合中国妇幼保健协会向全国中小学发出"推广中医药基础知识、养生保健推拿手法进校园"的倡议，获得不少学校的积极响应。

礼敬中医药之心固不可无，但推进"中医药文化进校园"却必须慎重。考虑到中小学生身心发育的特点，在教学内容的遴选、教学的实施上，需采用学生喜闻乐见的方式，注重实用性、科学性、通俗性和体验性。经过反复调研，我们决定从更安全、更适合中学生的"中医手法保健"切入。这本《中学生中医手法保健》来自人大附中中医课堂的探索与实践。我校教师孙京菊发放了500份问卷调研学生需求，马淑然教授和常学礼老师等中医专家团队认真分析了学生的需求，结合自己多年的临床实践，精心挑选了适合学生养生保健的各种手法。经过我们的教学实践，学生反馈非常好。

习近平总书记说：中华优秀传统文化是我们在世界文化涤荡中站稳脚跟的根基。抛弃传统、丢掉根本，就等于割断了自己的精神命脉。用中医药这把钥匙打开中华文明的宝库，用推拿、养生保健手法作为在校园中普及、传承中医药文化的切入点，是我们立住人、立好国的一项固本培元的大计。

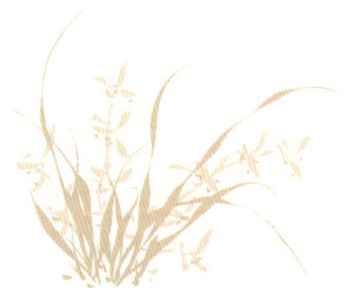

中央文史研究馆馆员

国家教育咨询委员会委员

创新人才教育研究会会长

人大附中联合学校总校校长

2017 年 7 月 2 日

徐序

中医药学是中国医学体系的重要组成部分，是中华民族在面对疾病和灾难的过程中所形成的保养生命的智慧结晶。中医药文化源远流长，中医药知识博大精深，几千年来为中华民族的健康做出了保驾护航的贡献。但是中医的生命健康智慧如何应用于百姓的日常生活之中，为现代人们预防疾病、保养生命提供科学实用的指导呢？这是我们教育工作者所面临的一个关键问题。

教育是一切问题的根源，中医药文化传承的根本也在于中医教育。而中医的教育就是健康教育，就是生命教育。中医药文化知识进入中小学的活动和倡议，正是用中医的生命健康智慧为现代青少年的生命健康观注入一股温和的正能量，让身心协调，人与天地四时、自然节律相和谐的生命观，为青少年的健康生命教育助力！

马淑然教授是我校中医基础理论教研室主任、博士生导师、国家中医药管理局中医基础理论重点学科"五脏应时"研究方向学术带头人，多年深入研究人体五脏系统与天地自然、四季节律之间的关系，为揭示中医生命观的理论内涵做出了重要贡献。

　　马淑然教授在参与人大附中"中医药文化进校园"活动之后，针对中学生生活学习和常见疾病的现状，主编了《中学生中医手法保健》一书，阐述了中医的治病原理和中医生命健康理念，介绍了中医脏腑经络穴位知识和常用的保健穴位、按摩手法，以及常见疾病的预防和应对方法等，对中医的健康理念和治病防病养生保健方法进行了生动有趣而切合实际的讲解。

　　一阴一阳谓之道，中医之道深矣。然则百姓日用而不知，故中医之道鲜矣。本书图文并茂，化深为浅，一方面向中学生普及中医保健知识，帮助中学生应对常见疾病，葆有身心健康；另一方面也将开启中学生对中医的兴趣之门，为中学生健康生命观的建立奠定基础，对弘扬中医之道，普及中医文化，实现全民自主健康，增强文化自信、民族自豪感，功则大矣。乐为之序。

北京中医药大学校长

2017 年 9 月 10 日

前 言

作为全国高等中医药院校首善之府——北京中医药大学的一名教师，多年来一直有一个心愿，就是将自己所学到的知识普及到世界各个角落，但每每耽于繁忙的教学科研工作而迟迟未能如愿。2016年5月，恰逢北京市教科院在联合国教科文组织指导下，召开北京市中小学"可持续发展学校专家论证会"。我有幸受邀参会，共研中小学校可持续化发展问题，特别是中小学生的健康生活方式问题。这一议题触动了我普及中医知识于中小学的动机。于是我紧锣密鼓地与市教科院、中小学老师们一次又一次探讨如何撰写健康生活方式的课本，虽然写完了初稿，但没有合适的时机予以出版，只能束之高阁。

2017年3月，偶然一个机会，我给北京中医药大学成教中医专科班学员授课，课间一位女学员走到讲台说："马老师，我是人大附中的老师，我很喜欢您的讲课，特别希望您能来人大附中给孩子们科普一下中医知识。"我喜出望外，这不正为我多年的"科普梦"插上翅膀吗？于是欣然允诺。

2017年4月，我首次应邀踏入全国中学的首善之府——人大附中传授中医理念。首战告捷，受到学生"追星般"喝彩！恰逢这时，突然想起束之高阁的健康生活方式书稿。于是联系中国医药科技出版社、市教科院、中学教师等到人大附中集体讨论撰写和出书事宜。期间欣闻人大附中刘彭芝校长多年来大力倡导保健手法进校园事宜，因此，锁定首先撰写的主题为"中医保健手法进校园"，经过中医专家、中学教师的艰苦努力，终于完成了定稿。

本书的主要内容包括八章：第一章主要介绍中医名称的由来、中医保健推拿史及中医保健推拿的指导思想；第二章主要介绍人体健康之本、疾病之源及诊疗之理；第三章主要介绍十二经络值班表；第四章主要介绍穴位治病作用原理、治疗原则、禁忌证等；第五章主要介绍常用的保健特效穴；第六章主要介绍常用手法的操作要领和作用；第七章主要介绍了醒脑明目、安神益智、健脾和胃、养心保肺、疏肝解郁、强身健体、减肥美容等预防保健手法方案；第八章主要介绍中学生常见病症的治疗操作手法。

本书将中医文化理念、基本保健知识、基本保健手法和中学生常见保健问题相结合，力争做到为中学生量身定制。因此，本书的特色主要有五：道法术并重、育人传术并施；图文并茂、生动活泼；语言通俗、易懂易学；切合实际、易记易用；针对性强、学生普适。通过本书的阅读和教学，希望为中学生的身心健康保驾护航！

在本书付梓之际，感恩"天时、地利、人和"。习近平总书记倡导的"一带一路"国策，使中医药文化进校园成为一种潮流、一种时尚！感恩命运的垂青、感恩中国医药科技出版社的大力支持、感恩人大附中提供实践平台；感恩母校北京中医药大学的培养以及徐安龙校长的大力支持，更感恩为书稿撰写倾注大量心血的专家、学者们！正是大家共同努力，才让我埋藏已久的心愿得以实现！搭上时代快车，助力中医文化传播，吾辈甚感荣幸！相信此书的出版，不但有利于中学生身心素质的提高，而且有助于中医文化可持续发展。功在当代、利在千秋！愿这"中医药文化进校园"的第一锹土——《中学生中医手法保健》能培育出祖国明天灿烂的花朵和栋梁之材！

由于时间紧，任务重，错误纰漏在所难免，敬请同道批评指正！

北京中医药大学　马淑然

2017 年 6 月 28 日

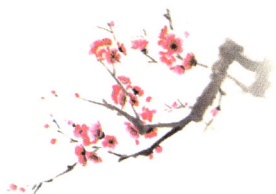

目 录

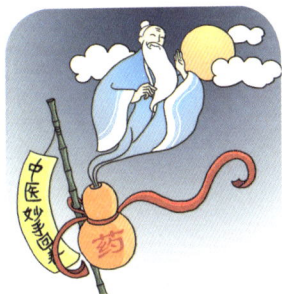

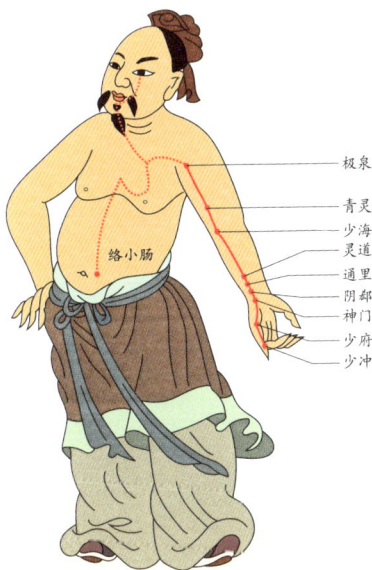

极泉
青灵
少海
灵道
通里
阴郄
神门
少府
少冲

络小肠

第四章
穴位治病的奥秘

攒竹

第五章
找找自己身上的保健特效穴

太阳

第六章

小手法也有大作用

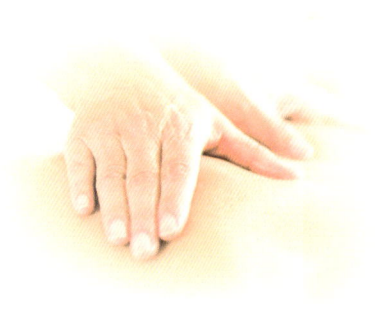

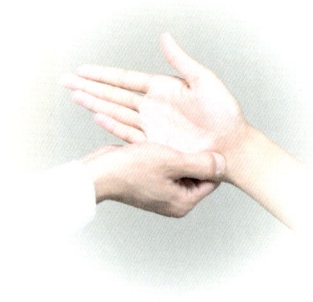

第七章

推拿保健，未病先防

第八章
即使生病也不怕

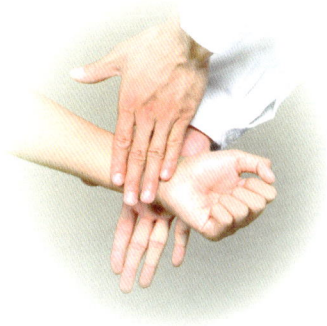

第一章

中医是什么

一、中医名称的由来

中国是医药文化发祥最早的国家之一，在长期的生产生活实践中，祖先们用草根树皮疗伤治病，发现了很多能治病的草药，同时随着先贤们仰观天象、俯察地理，中知人事，形成了独具特色的医学理论。"中医"这个名词真正出现是在鸦片战争前后，东印度公司的西医医生为区别中西方医学，给中国医学起名"中医"。此时的中医名称只是为和西医做一个对比。至1936年，国民政府制定了《中医条例》，正式用政府文件形式提出了"中医"二字。目前，中国医学又称为"传统医学""国医"等。

什么是中医呢？通常人们理解"中医"之"中"是指中国，中医也就是指中国传统医学，这是其第一层含义，也是最通俗的理解；第二层含义是中等的医生或"中等的疗效"，如东汉医学家张仲景的《金匮要略》云："古者上医相色，中医听声，下医诊脉。"孙思邈《千金要方》："古之善为医者，上医医国，中医医人，下医医病。"；第三层含义是"中和""调和""平和""平衡"。中国传统医学认为，人体的阴阳保持中和才会取得平衡而不生病。若阴阳失衡，则疾病丛生。中医有"持中守一而医百病"的说法，即身体若无阴阳偏盛偏衰，一直保持中和之气，就会百病不生。所以"尚中"和"中和"是中医之"中"的深层含意。中医的最高境界是什么？就是致中和。寒者热之，热者寒之，虚则补之，实则泻之，致中和。意思是说，表现为寒证的就要用热药来治，表现为热证的就要用寒药来治，表现为实证的就要用泻药来治，表现为虚证的就要用补药来治，以期恢复机体的阴阳平衡，达到"至中和"。

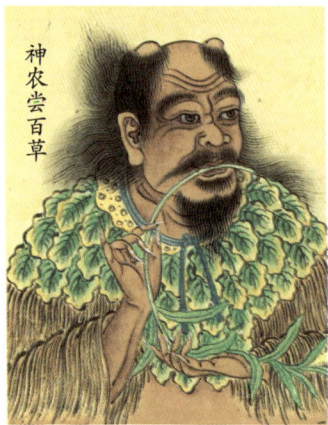

中医在保障人民身心健康中发挥了巨大的作用，在民间和医学界，中医还有很多代称。

神农尝百草

岐黄

第一个代称是"岐黄"。 这个名字来源于《黄帝内经》。因其是黄帝与其臣子岐伯讨论中医学的专著，便称《黄帝内经》为"岐黄之术"。自然，"岐黄"也就成了中医的别名。

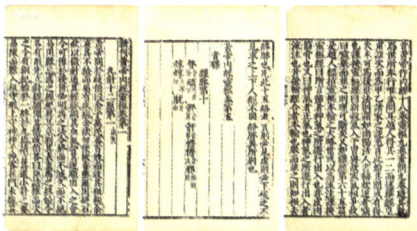

杏林

第二个代称唤"杏林"。 这个名字的由来与三国有关。据文献考证，三国时吴国有位名医叫董奉，他一度在江西庐山隐居，附近百姓闻名求医者络绎不绝，但董奉从不收取钱财，只求被治愈的轻症患者在其门前每人种一棵杏树，被治愈的大病重病患者每人种五棵杏树。数年后，董奉门前杏树成林，一望无际。从此，人们便称呼中医为"杏林"。

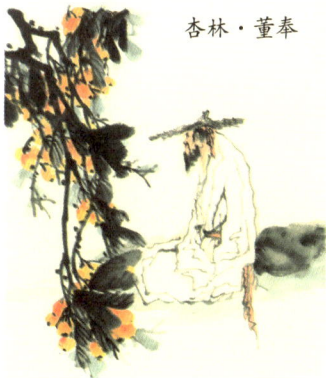

杏林·董奉

青囊

青囊书

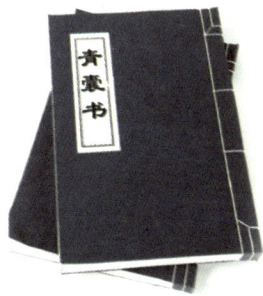

第三个代称为"青囊"。 这个名称现在应用较少。其来源与三国时期的名医华佗有关。据传，华佗被杀前，一狱吏曾用酒肉侍奉他，为报答此恩，华佗将其平时所用医书装在一个青色的囊袋里送给了他。华佗死后，狱吏认真研读青囊中所藏医书，渐渐开始行医生涯，这样使华佗的部分医术得以流传下来，据此，后人称中医为"青囊"。

悬壶

第四个代称叫"悬壶"。传说在河南汝南的费长房在街上曾看到一卖药老者的竿上挂一葫芦，令人奇怪的是，每天天黑后，他发现老者就跳入那葫芦中。为弄明原因，费长房以酒款待老者，时间一长，其与老者成为忘年之交，老者后来约他同入葫芦中，只见葫芦内富丽堂皇，应有尽有。费长房随即拜老者为师，随老者进山学习修仙之道。数年后，他医技精湛，术精业成，谢师出山，又得壶翁赠予的治病鞭鬼之竹杖，从此悬壶行医。自此以后，医生腰间挂的和诊所前悬的葫芦，便成了中医的标志。

二、悠久的中医保健推拿史

按摩是中国最古老的医疗方法。推拿，又称按摩、按跷等，是我国劳动人民在长期与疾病斗争中逐渐总结和发展起来的医疗技法。

夏商周及其以前时期

原始社会，人们在生产劳动时，或在与野兽搏斗中难免会发生一些外伤，下意识地用手抚摸、按庒，疼痛会减轻。人们本能地重复应用这些能够祛除病痛的抚摸、按揉手法，经过一段时间，这些手法得到不断积累和发展。按摩手法由感性认识——无意识的偶然动作，逐渐演变成为理性认识——人们自主运用的系统的保健推拿治疗方法。大约在两千年前，我国祖先就为保健推拿奠定了基础，并逐步形成了保健推拿学科。

从商代殷墟出土的甲骨文卜辞中可以发现，早在公元前14世纪，就有"按摩""干沐浴""摩面"等自我按摩方法的文字记载。不但可以治疗疾病，还可以保健强身，在殷商时期，按摩已作为防治疾病的保健手段。无论在宫廷还是在民间，都有不可低估的地位和影响。当时，按摩主要用于王室成员，同时在宫廷中已出现了专职按摩师。在先秦时期按摩主要用于治病和养生保健，同时，还出现了使用及制作按摩工具的记载。

春秋战国时期，《庄子》、《老子》等著作也提到了锻炼及自我按摩的方法。《周礼疏》中记载了扁鹊治愈虢太子尸厥的医案，此医案中，扁鹊用磨制石针针刺虢太子头顶百会穴、用药物灸其两胁，通过温补肝经和督脉取得起死回生的效果。不仅说明这种综合性治疗产生的奇特效果，而且说明穴位保健在临床应用中的重要作用。

扁鹊——起死回生——治愈虢太子尸厥

扁鹊是战国时期医学家，善于运用四诊望闻问切。有一次，扁鹊路过虢（音国）国，看见全国上下都在举行祈祷，一打听，方知是虢太子死了。太子的侍从告诉他虢太子清晨鸡鸣时突然死去。扁鹊问："已经掩埋了吗？"侍从回答说："还没有。他死了还不过半日！"扁鹊请求进去看看，并说虢太子也许还有生还的希望。

侍从睁大了眼睛将信将疑。扁鹊说："你要是不相信我的话，你去看看太子的鼻翼一定还在扇动，他的大腿内侧一定还是温热的。"侍从将话告诉了国王。国王忙把扁鹊迎进宫中，痛哭流涕地说："久闻你医术高明，今日有幸相助。不然我儿子的命就算完了。"扁鹊一面安慰国王，一面让徒弟子阳磨制石针，针刺太子头顶的百会穴。一会儿，太子竟渐渐苏醒过来，扁鹊又让弟子子豹用药物灸病人的两胁，太子便能慢慢地坐起来！经过中药的进一步调理，逐渐康复如初。

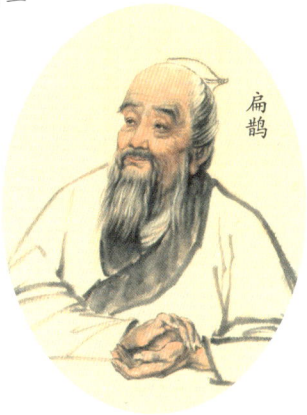

扁鹊

秦汉时期

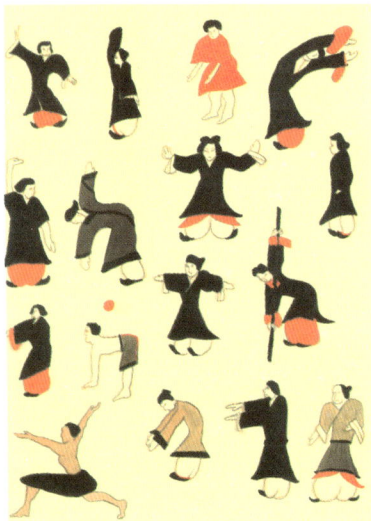

马王堆汉墓出土的《导引图》截选

秦汉时期，我国现存最早的医书《黄帝内经》中的《素问·异法方宜记》指出："中央者，其地平以温……故其病多痿厥寒热，其治宜导引按跷。故导引按跷者，亦从中央出也。"这说明早在秦汉时期我国已有按摩术，在《黄帝内经》中的《灵枢·九针》还记载了"圆针"，既可用于针灸，也用于穴位按摩，根据临床需要，常配合使用。

三国时期

三国时期，按摩与导引开始形成，并常与外用药物配合应用，出现膏摩、火灸。三国名医华佗曰："伤寒得始，一日在皮肤，在膏摩火灸即愈。"他还根据虎、鹿、熊、猿、鹤的动作，创造了最早的按摩导引术——五禽戏。

华佗传说——对症下药

华佗是东汉名医。一次，府吏倪寻和李延两人都患头痛发热，一同去请华佗诊治。华佗经过仔细地望色、诊脉，开出两个不同的处方，交给病人取药回家煎服。两位病人一看处方，给倪寻开的是泻药，而给李延开的是解表发散药。他们想：我俩患的是同一症状，为什么开的药方却不同呢，是不是华佗弄错了？于是，他们向华佗请教。华佗解释道：倪寻的病是由于饮食过多引起的，病在内部，应当服泻药，将积滞泻去，病就会好；李延的病是受凉感冒引起的，病在外部，应当服解表药，风寒之邪随汗而去，头痛也就好了。两人听了十分信服。便回家将药熬好服下果然很快都痊愈了。

华佗施行剖腹手术图

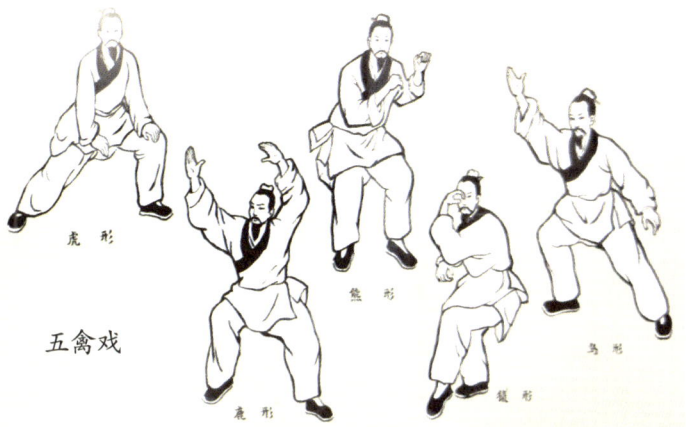

五禽戏

魏晋隋唐时期，开始设有按摩科，又相应建立了按摩医政。《隋书·五官志》记载有按摩博士2人，并设有按摩博士官职。隋代巢元方的《诸病源候论》，论述疾病发生发展原理，在每卷之末均有导引按摩之法；唐代孙思邈的《千金要方》云："小儿虽无病，早起常以膏摩囟上及足心，甚逼风寒。"在这一时期，系统的按摩疗法已经基本形成。

宋金元时期，按摩疗法得到了进一步的发展。这时，按摩治疗范围不仅局限在腰腿痛上，还扩大到妇产科，用于催产的治疗。据文献记载，宋代庞安时"为人治病，率十愈八九。有民间孕妇将产，七日而子不下，百术无所效，令其家人以汤温其腰腹，自为上下抚摩，孕者觉肠胃微痛，呻吟间生一男子。"这说明当时按摩与内服热汤结合对处理难产已经积累了丰富的临床经验。

明代，太医院将按摩列为医政十三科之一，并形成了小儿推拿独特体系。清代，虽然太医院撤消了按摩科，但正骨推拿、一指禅推拿、保健按摩等都相继取得很大的成绩。

<table>
<tr><td>民国时期</td><td>民国时期，由于受西方文化的冲击和影响，国民党政府歧视中医，加之战乱频繁，使按摩术一度沦落为按摩史上最低潮时期。按摩更被人们视为医家小道。于是，从事按摩行业者寥寥无几，真正的按摩疗法仅仅停留在家传口授的窘境。</td></tr>
<tr><td>新中国成立以后</td><td>新中国成立以后，各地办起了按摩推拿学校、按摩专科医院。还开展了按摩作用和治病机制的初步研究以及按摩推拿历史文献的整理工作。改革开放后，按摩业重新得到很大发展，在传统按摩手法的基础上又发展出来推拿麻醉，并运用于临床。现在按摩术在全世界已得到迅速推广和发展。</td></tr>
</table>

三、中医保健推拿的指导思想

中医保健推拿的指导思想是整体观念和辨证论治。

<table>
<tr><td>整体观念</td><td>所谓整体，即是指事物的统一性和完整性。整体观念源自中国古代的"天人相应"思想，是中医学关于人体自身完整性及人与自然、社会统一性的认识。
中医学认为，人体是一个有机的整体，构成人体的各个组成部分之间，在结构上不可分割，在功能上彼此为用，在病理上相互影响。因而，在诊治上必须整体分析，如人的头发，不论是它的生长速度还是颜色，均和气血、肾精等有关。如果肾精、气血充足，则头发生长旺盛，颜色乌黑且不易脱落，否则头发就会早白、早落。因此在手法保健治疗上可以按揉肾经的涌泉穴来治疗头发早脱或白发。这说明了"人体是个有机的整体"。</td></tr>
</table>

人生活在自然环境中，人体的生理功能和病理变化，必然受到自然环境的影响，机体的生命活动与天地自然服从于同一规律，这就是人与自然环境的统一性。如天气寒冷潮湿，人就易得骨关节的风寒湿痹证，由于自然界寒气通于肾，肾与骨骼密切相关，经常按揉肾经穴位如涌泉、然谷、太溪、照海等，有助于祛寒且有利于骨关节痹证的康复；我国西北方地高气寒，病多风寒，宜艾灸关元、气海穴预防寒气入侵；东南方地势低洼，气候温暖、潮湿，病多湿热，须慎用艾灸疗法，但可按揉水分、阴陵、滑肉门、天枢、阴交等穴位，有助于祛湿，这说明了"天人相应"的整体观念。

人生活在社会环境中，人体的生理功能和病理变化，必然受到社会环境的影响，人必须适应复杂的社会环境，才能维持生命活动的平衡协调，这就是人与社会环境的统一性。一般来说，良好的社会环境、有力的社会支持、融洽的人际关系，可使人精神振奋、勇于进取，有利于身心健康；而不利的社会环境，可使人精神压抑或紧张、恐惧，从而危害身心健康；必须学会调整自己的心态，或经常用中医保健手法推拿肝经的章门、期门，或心经穴的神门、少海等穴位，保持良好心态，更好地适应社会，这说明"人与社会统一"的整体观念。

可见，整体观念贯穿于中医生理、病理、诊疗等各个方面，对于手法保健按摩也有重要的指导意义。

辨证论治

"辨证"，就是运用望闻问切四种检查方法，全面收集病情资料，按一定的规律加以分析、综合、归纳，来判断疾病是何种性质的"证候"。"论治"，就是根据辨证的结果，确定相应的治疗措施。在疾病发展过程中，对不同性质的矛盾，需以不同的方法去解决，这就是辨证论治的精髓。

在辨证论治过程中要谨慎区分"证"和"症"的不同。证是指"证候"，它是对疾病的病因、病位、病性、病势的概括，反映了疾病发生发展全过程中某一阶段的本质，如感冒初起恶寒、发热、清涕，中医概括为"风寒表证"，而后期如果出现"咽喉痛、咳嗽、黄鼻涕、黄痰"，中医概括为"肺热证"。而"症"指的是"症状"，是疾病过程中出现的个别的、表面的现象，如头痛、咳嗽等。

　　辨证论治应用有两个方面，包括"同病异治"和"异病同治"。"同病异治"指同一病证，因时、因地、因人不同，或由于病情进展程度、病机变化，以及用药过程中正邪消长等差异，治疗上应采取不同治法。如感冒，中医可分为风寒感冒（恶寒重，发热轻、清涕、鼻塞、脉浮紧）和风热感冒（恶寒轻，发热重、黄涕、脉浮数）等证型，风寒感冒的治疗原则是辛温解表，风热感冒的治疗原则是辛凉解表。"异病同治"指不同的疾病，在其发展过程中，由于出现了相同的病机，因而采用同一方法治疗的法则。如胃下垂、子宫脱垂、脱肛三个不同疾病，都出现"中气下陷证"的时候，皆可用补中益气方法治疗，如可用艾灸或按揉百会、气海、神阙、中脘、天枢等穴位治疗中焦之气下陷引起的脏器脱垂，此为异病同治之法。

中医是如何治病的

一、健康之本——阴阳调和

如果把人体比作一个不倒翁，则在任何外力冲击下能够维持稳定不倒，则是人体的健康状态。外力冲击相当于环境各种变化，人体维持稳定不倒的健康状态取决于内部各种维持平衡因素的协调。人体这个不倒翁都有哪些维持平衡的因素呢？中医认为尽管人体存在脏腑、经络、气血、津液，但整体上都可以用阴阳加以概括。

阴阳的概念源于日光的向背。山的南面向阳，为阳；山的北面背阳，为阴。由此中医认为，凡是运动的、外向的、上升的、温热的、明亮的都属于阳；相对静止的、内守的、下降的、寒冷的、晦暗的都属于阴

阴阳是对自然界相互关联的某一事物或现象对立双方属性的概括，既可以概括两个事物，也可以概括一个事物内部相互对立的两个方面。《灵枢·阴阳系日月》云："且夫阴阳者，有名而无形。"如上下而言，上为阳，下为阴；春夏为阳，秋冬为阴；人体气无形主动为阳，血有形主静为阴。

阴阳学说认为，自然界任何事物或现象都包含着既相互对立，又互根互用的阴阳两个方面。阴阳之间的对立制约、互根互用，并不是处于静止和不变的状态，而是始终处于不断的运动变化之中，这种消长变化取得的平衡叫"消长平衡"，如此维持事物在环境因素干扰下的稳定状态，即相对的动态的平衡。阴阳消长到极点，就会引起"阴阳转化"的质变。如就一年而言，上半年是"阳长阴消"，下半年是"阴长阳消"，而一年总的阴阳保持消长平衡。

阴阳之间为什么会有这些关系呢？中医认为，阴阳之间的对立制约、互根互用、消长平衡和相互转化的深层机制是阴阳之间的自我调和机制，中医称为"阴阳自和"。所谓健康就是阴阳自我调和与维持的"阴平阳秘"状态，就是阴阳通过对立制约、互根互用取得相对的消长平衡状态；疾病是"阴

阳自和而不能"导致的"阴阳失调"状态，即阴阳由于对立制约失常引起的阴阳偏盛、偏衰，或由于互根互用失常引起的阴损及阳，或阳损及阴等；治疗就是利用阴阳自和机制，促进阴阳自我调和，因此，阴阳自我调和是健康之本，也是愈病之本，正如张仲景指出："凡病，阴阳自和者必自愈"。阴阳调和表现在脏腑、经络、气血、津液等方面。

在阴阳维持自我调和的稳定过程中，中医认为还需要五行——木、火、土、金、水的参与。五行之间存在着木生火，火生土，土生金，金生水，水生木的依次相生变化以及木克土、土克水，水克火，火克金，金克木依次相克的变化。五行之间通过相生相克维持自然环境生态的稳定，通过五行取类比象和推演演绎方法，可以把自然界和人体划分为五大结构功能系统，五个系统之间存在相生相克的内在自我调节机制。

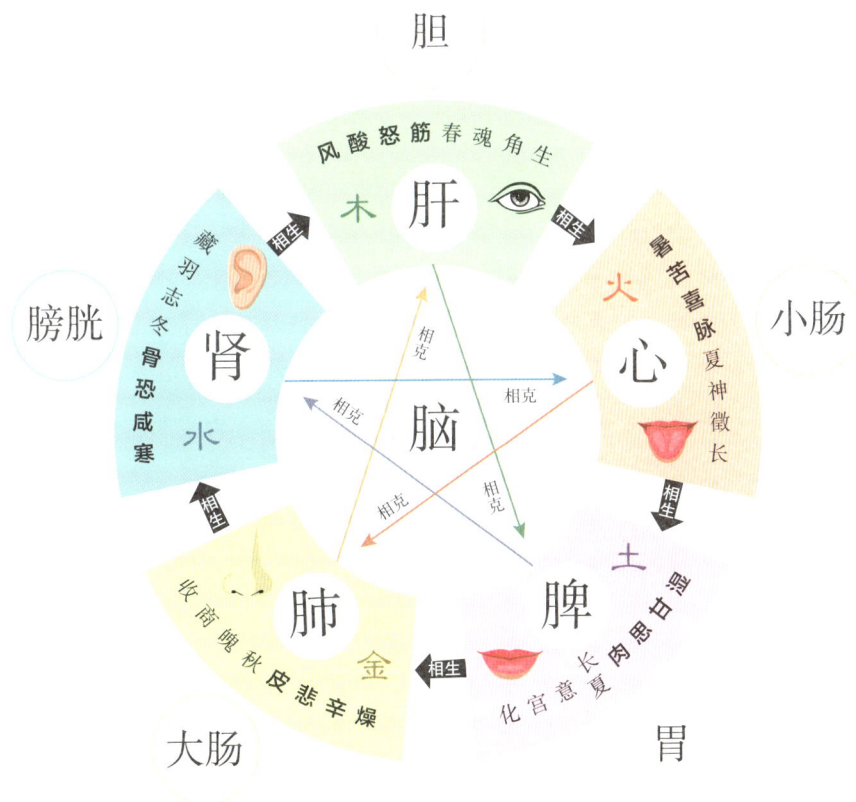

知识链接

五行

阴阳与五行分则为二，合则为一。为什么呢？木代表春天阳气初生而表现出来的气候和物候现象。木具有"曲直"的特点，凡具有条达舒畅、生长、生发特性的事物和现象均可以归为"木"一行，如人体的肝具有主疏泄、条达、舒畅等特点，所以归为木。火代表夏天阳气旺盛而表现出来的气候和物候现象。火具有"炎上"的特点，凡具有炎热升腾的事物和现象均可以归为"火"一行，如人体的心色红，具有火热特性，故归属于火。土代表长夏（农历六月）阳气由生长向收藏转化的过度阶段而表现出来的气候和物候现象。土具有"稼穑"的特点，凡具有受纳、承载、生化特性的事物和现象均可以归为"土"一行，如人体脾具有运化饮食水谷，并将其转化为水谷精微的特性，故归属于土。金代表秋天阳气收敛而表现出来的气候和物候现象。金具有"从革"的特点，凡具有沉降、收敛、清肃特性的事物和现象均可以归为"金"一行，如肺具有吸入自然界清气、肃降的功能，故归属于金。水代表冬天阳气潜藏而表现出来的气候和物候现象。水具有"润下"的特点，凡具有寒凉、滋润、下行特性的事物和现象均可以归为"水"一行，如肾主水液代谢，为全身阴液的根本，故归属水。可见，在五行之中，木代表春天阳气初生，火代表夏天阳气最旺，土代表长夏阳气由旺转化为逐渐衰减的转化过程，金代表秋天阳气的收敛，水代表冬天阳气的潜藏，这样一年四季（五时）春生、夏长、长夏化、秋收、冬藏的依次轮转实现阳气由生长到转化到收藏的依次更替的圆运动过程。

中医认为人体是以五脏为中心，通过经络系统，把六腑、五体、五官、九窍、四肢百骸、自然界五方、五季、五化、五色、五味等联系成有机的整体，并通过精、气、血、津液的作用，完成机体统一的功能活动，形成天人相应的"功能性结构系统"。

藏象经络学说认为，人体以脏腑为基础，脏腑是内脏的总称。按脏腑生理功能特点，可分为脏、腑、奇恒之腑三类：肝、心、脾、肺、肾称为五脏；胆、胃、小肠、大肠、膀胱、三焦称为六腑；奇恒之腑即脑、髓、骨、脉、胆、女子胞。五脏共同生理特点是化生和贮藏精气，六腑共同生理特点是受盛和传化水谷。脏病多虚，腑病多实；脏实者可以泻其腑，腑虚者可补其脏。

　　五脏六腑都有一条所属经脉，加上心包经，合为"十二经脉"。"十二经脉"具有沟通上下内外，联络脏腑肢节，运输全身气血，调节全身功能的作用。凡是循行在四肢外侧面的经脉中医称为阳经，如手足三阳经；循行在四肢内侧面的经脉中医称为阴经，如手足三阴经。由于经络的沟通联络，把人体连接成一个有机整体，所以上病可以治下，下病可以治上，左病可以治右，右病可以治左。比如，左下牙痛，可以考虑按压右"合谷"穴，偏头痛可以按压足部的"太冲"穴，即"上病治下"，这即是中医整体观念的体现，也是中医调和阴阳的体现。

　　中医的五脏不单是解剖学的五脏，更重要的是五个"应时而变"的时间调节功能系统。如在木系统中，人体的"肝、胆、目、筋、怒、泪"存在密切关系，并与自然界"春、东、风、生、青、酸、收"相通应，其生理、病理也相互影响，如胆区疼痛，眼睛干涩，易怒，迎风流泪可以考虑肝的病变。同理，春季风气太过容易伤肝，青色、酸味食物补肝，面色发青、口味酸可以考虑肝的问题等，其他系统中生理病理可以依次类推。

　　精、气、血、津液是构成人体的基本物质。精是人体液态精华物质的总称，气是构成人体并维持人体生命活动的基本物质，也是人体生命活动的动力，血是运行在经脉中的红色液态物质，津液是人体一切正常水液的统称。其中，气无形、主动为阳，精血津液有形、主静为阴。精气血津液相互化生，相互作用。精气血津液周流全身无不足，无停滞则为健康，中医称之为精气血津液和调则阴阳平衡。

　　总之，阴阳是对所有维持人体稳定因素的一个总概括。在四时变迁、昼夜更替过程中，只有各个因素保持协调，"阴阳自和"才能维持机体稳定不病。如果任何一个因素不足或失调，"阴阳自和而不能"就会导致疾病的发生。

知识链接 五脏功能

仓廪之官——脾为后天之本，主要生理功能是主运化、升清，主统摄血液，脾开窍于口，其华在唇，主肌肉四肢，在志为思，在液为涎，五行属土。足太阴脾经与足阳明胃经相互络属，故脾与胃相表里。

将军之官——肝生理功能是主疏泄，主藏血，开窍于目，其华在爪，在志为怒，在液为泪，五行属木。足厥阴肝经与足少阳胆经相互络属，故肝与胆相表里。

君主之官——心为五脏六腑之大主，其生理功能是主神志，主血脉，开窍于舌，其华在面，在志为喜，在液为汗，五行属火。手少阴心经与手太阳小肠经相互络属，故心与小肠相表里。

相辅之官——肺的主要生理功能是主气，司呼吸，主宣发肃降，通调水道，朝百脉而主治节。肺上通于喉，外合皮毛，开窍于鼻，在志为悲，在液为涕，五行属金。手太阴肺经与手阳明大肠经互相络属，故肺与大肠相表里。

作强之官——肾藏精，主生长发育与生殖，开窍于耳和二阴，其华在发，在志为恐，在液为唾，五行属水。足少阴肾经与足太阳膀胱经相互络属，故肾与膀胱相表里。

二、疾病之源——阴阳失调

人生活在自然界中，随时随地受外在环境的影响，如气候异常、情绪过激变化等。但有些人健康无病，有些人就病了，为什么呢？不病之人在于他的"自和"能力强，即"内在自我调节"能力强，得病之人在于其"自和"能力差，即"内在自我调节"能力差，不能适应环境的变化，其"不倒翁"的调节平衡机制失灵而导致。如由于气候异常，出现风、寒、暑、湿、燥、火六种气候异常而引起人生病，中医称之为"六淫邪气"，感受风寒邪气，会出现恶寒、咳嗽等病，感受暑邪会出现中暑；感受热邪会出现发热、咽喉痛；感受湿邪会出现周身困重等。

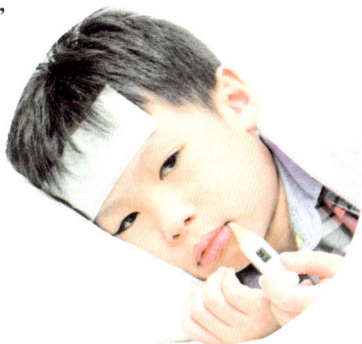

　　人是一个社会的人，各种社会关系处理不好，或受环境突然变化影响，会出现喜、怒、忧、思、悲、恐、惊等情绪异常和身体不适，如怒则气上，出现肝气上逆，气血上壅，面红目赤；喜则气缓，出现心神不能集中；悲则气消，出现肺气消耗、气短、乏力、胸闷等；恐则气下，出现肾气下泄、二便失禁等。这种由于情绪问题引发的身体不适，中医称之为"七情内伤"。凡此种种因素均可导致人体脏腑失调、气血逆乱、津液代谢失常、阴阳失调等，从而引起病理反应。

　　导致人体生病原因很多，中医整体上从邪正斗争的双方考虑是否发病，认为邪能胜正则发病，邪不胜正则不发病。而邪气分为阳邪（如风、暑、热邪等）和阴邪（如寒、湿邪等），正气（抗病能力）分为阳气（具有温煦、推动、兴奋作用的物质和功能）和阴气（具有凉润、固摄、抑制作用的物质和功能）；阳邪伤人引起热的病变，并容易导致阴气损伤，这叫"阳盛则热，阳盛则阴病"的实热证；阴邪伤人引起寒的病变，并容易导致阳气损伤，这叫"阴盛则寒，阴盛则阳病"的实寒证；但如果人体由于各种原因导致阳气损伤，阳气不能制约阴气，会导致"阳虚则寒"的虚寒证；由于各种原因导致阴气损伤，阴气不能制约阳气，会导致"阴虚则热"的虚热证；无论是阴阳偏盛还是偏衰都是阴阳不能自我调和而出现的阴阳失调，这是疾病的根本原因所在。

三、诊疗之理——贵在"调和"

如果把身体比作是一个大的城市网络系统，脏腑就是城市里的各个辖区，而经络就是连接城市各个辖区的的各种公路交通网络，只有各种公路交通网络都能正常地运行和工作，一切活动才能顺利进行，经络和公路交通网络的关系类似，哪里不通、不调和，哪里就会出现故障，就好比各条道路连线有积水点和淤泥，也就是人体出现痰饮水湿和瘀血，则会出现疾病；如果道路连线疏通了，没有积水点和淤泥，就好比人体经络疏通了，气血调和了，精与津液代谢正常了，人体内的各种疾病也就没有了，这就是经络"处百病，决生死，调虚实，不可不通"的关键所在。

如果把经络比作电线，那我们身体上的穴位就好比电线上的变压器，调整这些变压器的功能有助于调节这条电线的电压负荷维持稳定，只有电线上的电压负荷稳定了，用户才能正常使用。我们经常会看到人体经络挂图，上面每条经络的分布运行都很复杂，在皮肤、肌肉、脏腑里纵横交错，正是这种纵横交错运行的经络把人体的内脏、四肢、五官、皮肤、肌肉、筋骨等所有组织联系统一起来，就好像城市中的地下线缆把整个城市联系起来，成为一个息息相通的整体一样。只有每一条通道都畅通，我们的身体才能保持协调平衡与统一，才能维持正常的生命活动。

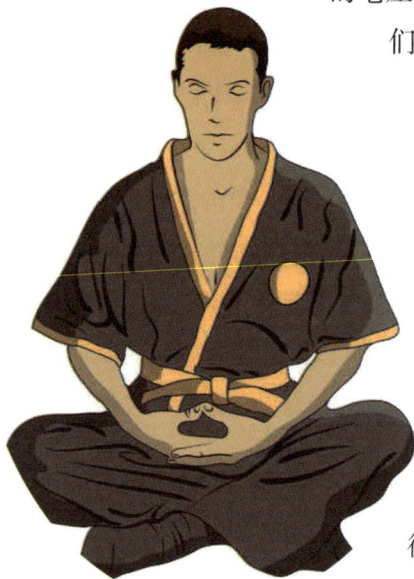

中医认为，人体内脏跟经络气血是相通的，经络可以运行气血，调整脏腑功能。因此，如果内脏出现了问题，可以通过刺激经络和体表的穴位来调整气血的虚实，从而调节内脏疾病，这也是针灸、按摩等方法可以治疗内科病的原因。只要掌握经络循行规律，了解了脏腑经络这种络属沟通关系，就知道了内脏的病变可表现于外，又根据脏腑所主，从外在症状便可以推断病变属于哪个脏腑，再选取恰当的穴位和针灸方法来达到调和气血、调和阴阳和养生保健的目的。

如根据脾主运化、脾主升清，开窍于口，其华在唇，主肌肉四肢、在色为黄等理论，当人出现食欲不振、消化不良、大便溏泄、口淡无味、口唇淡白、面色萎黄、肢体消瘦等症状，便可推断为"脾失健运""脾虚湿盛"，又因为脾与胃相表里，脾经与胃经相互络属，故选取脾胃经的主穴足三里、三阴交、阴陵泉进行治疗。再比如，根据肝为将军之官，在志为怒，肝经循行在乳房胸胁部，所以当人出现容易发怒，经前乳房胀痛，或经常胸胁胀痛，则可以诊断为肝气不舒，临床常见的乳腺增生即属于肝郁气滞血瘀，针灸治疗可以选择太冲、期门、三阴交等疏肝解郁、行气活血的穴位。

依据经络和脏腑的这种联系，还可以在穴位上施以适宜的针灸术，使其产生酸麻重胀热的气感，传之于里，以调节脏腑的功能活动和病理状态，以达到防病治病、美容康体的目的。常用的穴位有内关、合谷、中脘、神阙、气海、关元、足三里、三阴交、太溪、太冲等。

神农尝百草

第二章

十二经络值班表

引言——从"点穴"到经络与时辰

武侠小说和影视作品中，有很多关于"点穴"的描述：刀光剑影中，只见手指一点，便能使对方轻则不能动弹，重则倒地身亡。这些被刻画得神乎其技的"点穴"功夫，是否真实存在呢？

事实上，点穴确实存在，在古代一些文人的笔记中也曾记载有关点穴的轶事，只是不像武侠小说和传奇故事中渲染得那样玄妙。清初史学家黄宗羲的《王征南墓志铭》中记载了一个名叫王征南的点穴故事：一个恶少欺负王征南，被他点中穴道后，好几天都不能排泄。

除了武侠小说中的点穴功夫外，点穴术还被广泛运用于健身和医疗，起到强身健体、预防疾病、延年益寿和治病救人的功效。点穴的理论基础是中医经络学说。

经络学说是中医学基础理论的核心之一。在几千年的医学长河中，一直为保障中华民族的健康发挥着重要的作用。你可知道经络的运行与时辰有同步对应的作息规律吗？你可知道十二经脉和十二时辰又是如何对应的呢？

中医经络学说认为经络是人体内运行气血、联络脏腑、沟通内外、贯穿上下的通路，经络系统具有调节全身各部分的功能，从而使整个机体保持协调和相对平衡。十二经脉是人体经络系统中重要的组成部分，而十二经脉和十二时辰常常同步共振，密切相关。

十二经脉：手太阴肺经、手阳明大肠经、足阳明胃经、足太阴脾经、手少阴心经、手太阳小肠经、足太阳膀胱经、足少阴肾经、手厥阴心包经、手少阳三焦经、足少阳胆经、足厥阴肝经。

十二时辰：子时、丑时、寅时、卯时、辰时、巳时、午时、未时、申时、酉时、戌时、亥时。

中医认为人体中十二条经脉对应着每日的十二个时辰，由于时辰变化，因而不同经脉中的气血在不同的时辰也有盛衰变化。这种变化规律，中医称为"子午流注"。每一个时辰所代表的时间段和不同的脏腑相关联，如表3-1所示。

表3-1 十二时辰和人体经络对应表（子午流注）

时辰	对应时间	对应经络
子时	23:00~01:00	胆经
丑时	01:00~03:00	肝经
寅时	03:00~05:00	肺经
卯时	05:00~07:00	大肠经
辰时	07:00~09:00	胃经
巳时	09:00~11:00	脾经
午时	11:00~13:00	心经
未时	13:00~15:00	小肠经
申时	15:00~17:00	膀胱经
酉时	17:00~19:00	肾经
戌时	19:00~21:00	心包经
亥时	21:00~23:00	三焦经

根据这个值班表，我们该如何按时养生保健呢？

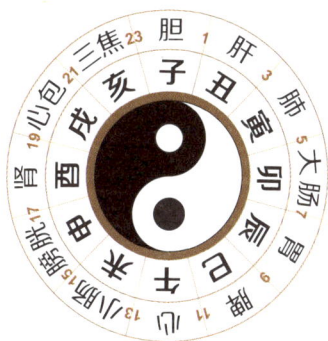

一、子时护胆按时眠

🪷 **经络走行：**起于外眼角旁→绕耳前后→头侧→颈、胸、腹侧面→下肢外侧正中→足外踝前→止于足第四趾外侧端。

🪷 **人体状况：**子时是一天中最黑暗的时候，此时胆经当令，阳气开始生发。子时一阳初生，犹如种子开始发芽，嫩芽受损影响最大。故《内经》说"凡十一脏皆取于胆"。即指五脏六腑均取决于胆的生发，胆气生发，全身气血才能随之而起，五脏六腑功能才能正常。子时古人命之曰"合阴"，意谓睡眠最佳时间段，子时前入睡是对胆经最好的照顾。因此，子时不要熬夜，要及时入睡休息，才能保证胆气正常生发。通常在子时前入睡者，第二天醒来后会神清气爽，气色红润。如果写作业、玩游戏不及时睡眠就会影响胆的生发功能，出现胆气虚怯、气短、思虑不能决断，甚至影响胆汁无法正常新陈代谢而变浓结晶，形成结石一类病证。

🪷 **养生之道：**保证晚上11点左右睡觉休息。睡觉前不要饱食，不要喝茶和咖啡，避免剧烈运动，避免情绪刺激。最好用热水泡脚，并沿胆经循行位置拍打，在头侧进行干梳头，以利于睡眠。

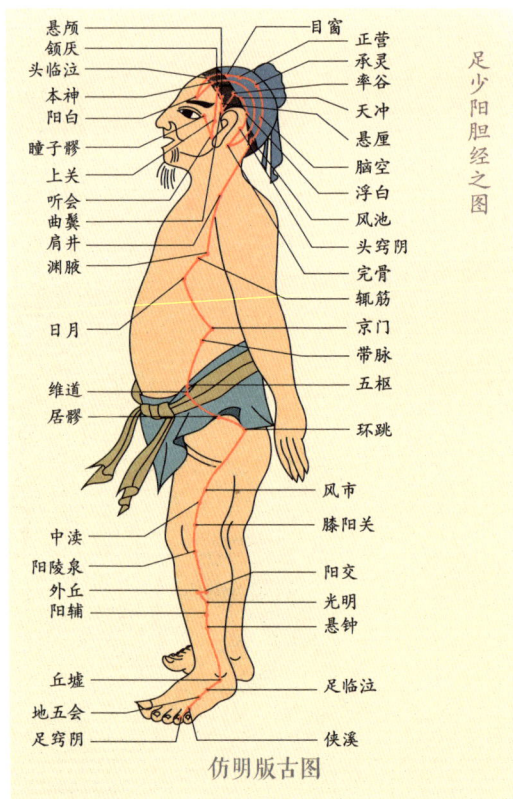

悬颅
颔厌
头临泣
本神
阳白
瞳子髎
上关
听会
曲鬓
肩井
渊腋

日月

维道
居髎

目窗
正营
承灵
率谷
天冲
悬厘
脑空
浮白
风池
头窍阴
完骨
辄筋
京门
带脉
五枢

环跳

风市

中渎
阳陵泉
外丘
阳辅

膝阳关

阳交
光明
悬钟

丘墟
地五会
足窍阴

足临泣

侠溪

足少阳胆经之图

仿明版古图

食疗建议： 胡萝卜、番茄、萝卜、水果汁、荠菜、山楂、核桃肉、赤豆、绿豆等。

二、丑时熟睡保肝脏

时辰时间对应经络 丑时 01：00~03：00 肝经

经络走行： 起于足大趾外侧端→内踝前→小腿内侧脾经前→内踝上8寸处交于脾经之后→大腿内侧正中→外阴→胁肋→止于乳下第六肋间隙。

人体状况： 此时是肝脏修复的最佳时段。丑时不睡晚，脸上不长斑。中医理论认为"肝藏血""人卧则血归于肝"，如果丑时不能入睡，肝脏还在输出能量支持人的思维和行动，就无法完成新陈代谢。人的思维和行动要靠肝血的支持，废旧的血液需要淘汰，新鲜血液需要产生，这种代谢通常在肝经最旺的丑时完成。所以丑时未入睡者，面色青灰，情志倦怠而急躁，易生肝病，脸色晦暗长斑。

养生之道： 此时须进入熟睡状态，让肝脏得到最充足补充修养。如果丑时不入睡，就无法完成新陈代谢。虚火旺盛的人，在这个时候熟睡，还可降虚火。平日可多搓摩两胁，调节情

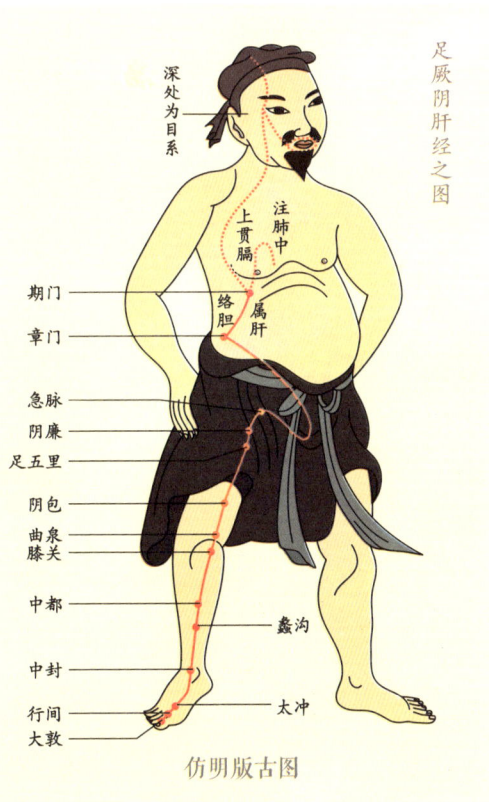

足厥阴肝经之图

深处为目系

注肺中
上贯膈
络胆
属肝

期门
章门

急脉
阴廉
足五里
阴包
曲泉
膝关

中都

中封

行间
大敦

蠡沟

太冲

仿明版古图

绪，避免肝火旺盛。

🪷 **食疗建议：** 花生、芝麻、核桃仁、山楂、葡萄、香蕉、李子、番茄、莲藕、韭菜、木耳、牛肉、鸡肉、海带等。

三、寅时梦里深呼吸

时辰时间对应经络 寅时 03：00~05：00 肺经

🪷 **经络走行：** 起于胸部外上方→上肢内侧前缘→止于拇指外侧端→另一分支止于食指端。

🪷 **人体状况：** 肺经最旺。寅时睡得熟，色红精气足；大地阴阳从此刻转化，由阴转阳。人体此时进入阳盛阴衰之时。此刻肺经最旺。肺朝百脉，气运输于全身，肝脏将血液推陈出新之后，将新鲜血液提供给肺，通过肺送往全身。所以人在清晨面色红润，精力充沛。而肺不好的人会经常在此时频频咳嗽。

手太阴肺经之图

云门
中府
属肺
天府
侠白
尺泽
孔最
列缺
经渠
太渊
鱼际
少商
络大肠

仿明版古图

🪷 **养生之道：** 此刻人体需要呼吸大量氧气，进行深呼吸，所以要求较深的睡眠。哮喘病人在寅时服药比白天常规服药效果好。在这个时候，如果咳醒的话，最好是喝杯温开水，可以去肺燥。患有咳嗽、气喘的人可多按摩太渊穴。

🪷 **食疗建议：** 白菜、梨子、豆腐、豆浆、牛奶。

四、卯时排便身体健

时辰时间对应经络 卯时 05：00~07：00 大肠经

🪷 **经络走行：**起于食指桡侧端→上肢外侧前缘→肩→颈→面颊→左右交会于人中穴→止于对侧鼻翼旁。

🪷 **人体状况：**大肠经最旺。卯时大肠蠕，排毒渣滓出；这是大肠经活跃的最佳时段。"肺与大肠相表里"肺将充足的新鲜血液运送至全身，紧接着促进大肠经进入兴奋状态，完成吸收食物中的水分与营养，排出渣滓。

🪷 **养生之道：**赶紧起床，起床后喝杯温开水，然后进厕所把一天积攒下来的废物，都排出体外吧！不过上厕所不要太赶，很多老年人中风就是因为这样引起的。我们不如休息 10~20 分钟清醒清醒头脑然后再去。

🪷 **食疗建议：**茄子、菠菜、香蕉、蘑菇、木耳、玉米、扁豆、豌豆等。

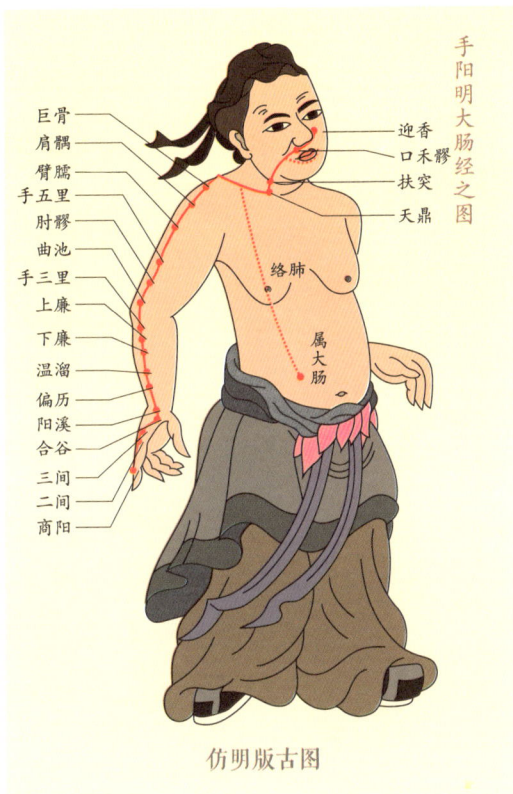

手阳明大肠经之图

巨骨
肩髃
臂臑
手五里
肘髎
曲池
手三里
上廉
下廉
温溜
偏历
阳溪
合谷
三间
二间
商阳

迎香
口禾髎
扶突
天鼎

络肺
属大肠

仿明版古图

五、辰时勿忘吃早餐

时辰时间对应经络 辰时 07：00~09：00 胃经

🌸 **经络走行**：起于眼眶下缘→嘴角→沿耳前上行→前额角；下颌角前→沿颈前外侧→入锁骨上窝→胸前正中线旁开 4 寸→腹正中线旁开 2 寸→下肢外侧前缘→止于足第二趾外侧端。

🌸 **人体状况**：人在此时段吃早餐最容易消化吸收。你的胃已经等了整整一个晚上，早就饿得不行，此刻它睡醒了过来，所以，这个时候吃早饭它会尽全力消化。如果胃火过盛，就会出现嘴唇干，重则唇裂或生疮的症状。

🌸 **养生之道**：此时宜吃早餐。如果不吃早餐，胃就会一直分泌胃酸，胆汁分泌也会旺盛。饿久了，就会出现胃溃疡、胃炎、十二指肠炎、胆囊炎等危险。饭后一小时后按揉胃经可调节胃肠功能。

🌸 **食疗建议**：有胃病者最好在这一时间段吃饭。

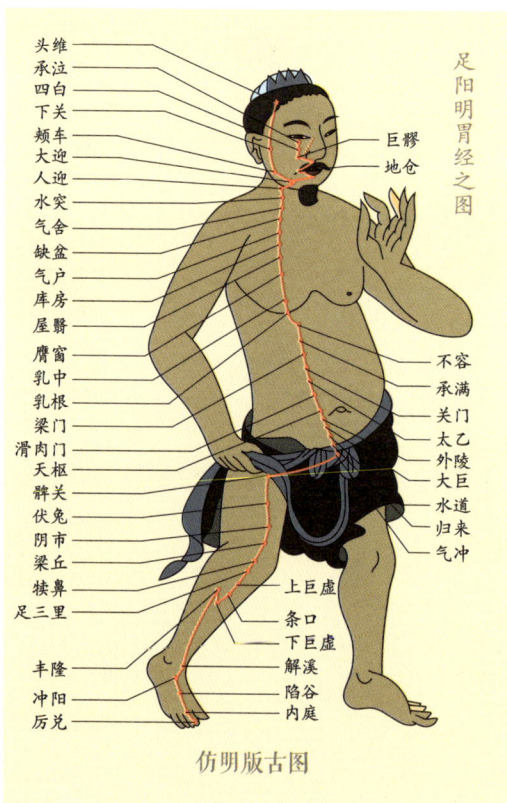

头维
承泣
四白
下关
颊车
大迎
人迎
水突
气舍
缺盆
气户
库房
屋翳
膺窗
乳中
乳根
梁门
滑肉门
天枢
髀关
伏兔
阴市
梁丘
犊鼻
足三里
丰隆
冲阳
厉兑

巨髎
地仓

不容
承满
关门
太乙
外陵巨
大
水道
归来
气冲

上巨虚
条口
下巨虚
解溪
陷谷
内庭

足阳明胃经之图

仿明版古图

六、巳时喝水最关键

时辰时间对应经络 巳时 09：00~11：00 脾经

经络走行： 起于足大趾内侧端→内踝前→小腿内侧中间（内踝上 8 寸下）→小腿内侧前缘（内踝上 8 寸上）→腹部前正中线旁开 4 寸→胸部前正中线旁开 6 寸→止于腋中线第六肋间隙。

人体状况： 此时脾经最旺。脾主运化，脾统血。脾是消化、吸收、排泄的总调度，又是人体血液的统领。脾的功能好，消化吸收好，血的质量就好，所以嘴唇是红润的，否则唇白或唇暗、唇紫。唇白标志血气不足，唇暗、唇紫标志寒入脾经。

足太阴脾经之图

周荣
胸乡
天溪
大包
食窦
腹哀
大横
腹结
府舍
冲门
箕门
血海
地机
阴陵泉
漏谷
三阴交
商丘
太白
大都
公孙
隐白

仿明版古图

养生之道： 这个时辰要喝至少 2 杯水，慢慢饮，让脾脏处于最活跃的程度。如此，身体会开始整个白天的"水循环"，进入比较良性的新陈代谢。我们不能等口渴了再喝，要平时就均匀地喝水。因为感到口渴代表你的身体已经缺水，这时候再补充就略显迟了些。

食疗建议： 这段时间是脾经开穴运行的时间，也是护脾最好的时间段。可选择牛肉、羊肉、猪肉、扁豆、番薯、马铃薯、豆腐、芹菜、玉米、大米等。水果可以选择苹果、橘子、柠檬等。茶水可以选择绿茶、花茶、蜂蜜水等。

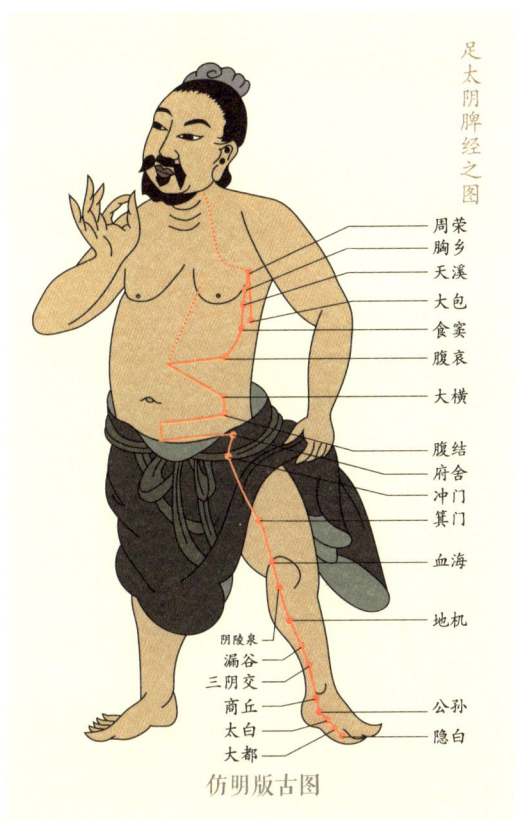

七、午时小憩助精力

时辰时间对应经络 午时 11：00~13：00 心经

🪷 **经络走行：**起于腋窝顶点→上肢内侧后缘→止于小指桡侧端。

🪷 **人体状况：**心经最旺。"心主神明，开窍于舌，其华在面"，心推动血液运行，养神、养气、养血脉。人在午时休息片刻，可使下午乃至晚上精力充沛。

🪷 **养生之道：**此时保持心情舒畅，适当休息或午睡。但午睡不能超过一个小时，否则会夺觉，晚上容易引起失眠。午睡起床后要适量运动，有助于疏通周身气血，增强脏腑的功能活动。

此时是心经开穴运行的时间，我们饭后都想睡一会，但是由于种种原因克制了这种欲望，如果有条件只要稍微睡10分钟也会对我们的心脏有很大的帮助，也不要担心会发胖因为时间很短，还可以帮助肠胃蠕动。

🪷 **食疗建议：**可选择对心脏有益的食物，如番茄、苹果、葡萄、红豆、番薯、红枣、鸡肉等。

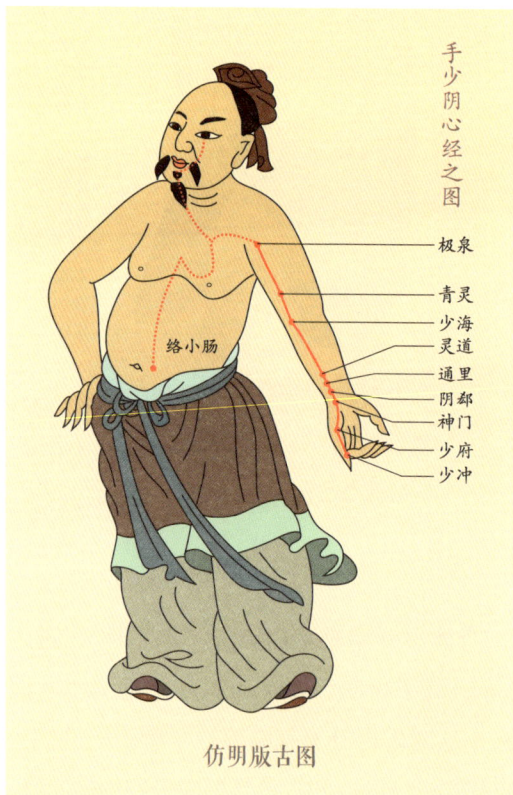

手少阴心经之图

极泉
青灵
少海
灵道
通里
阴郄
神门
少府
少冲

络小肠

仿明版古图

八、未时吸收营养物

时辰时间对应经络 未时 13：00~15：00 小肠经

🪷 **经络走行：**起于手小指尺侧→上肢外侧后缘→肩→颈→面颊→止于耳前。

🪷 **人体状况：**未时分清浊，饮水能降火；此时小肠经最旺。小肠分清浊，把水液归于膀胱，糟粕送入大肠，精华输送进脾。小肠经在未时对人一天的营养进行调整。此时多喝水、喝茶有利小肠排毒降火。

🪷 **养生之道：**午餐应该在下午 13：00 之前吃完，才能在小肠精力最旺盛的时候把营养物质都吸收进入人体。

小肠亚健康多表现为：腹泻、吸收功能下降、颈部疼痛、头痛、耳鸣等。如出现下腹部胀气或疼痛、易出汗、便秘等现象，那就要注意自己的身体。

🪷 **食疗建议：**红豆、西瓜、南瓜、冬瓜、鸡肉等。

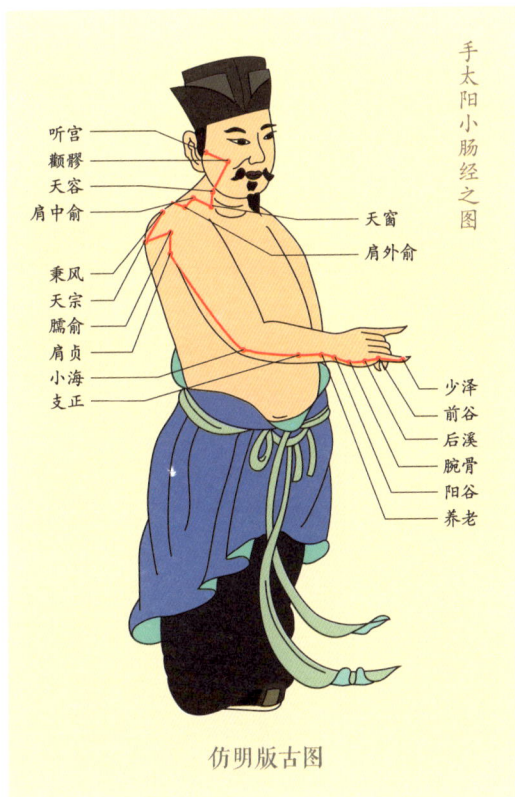

手太阳小肠经之图

听宫
颧髎
天容
肩中俞
秉风
天宗
臑俞
肩贞
小海
支正

天窗
肩外俞

少泽
前谷
后溪
腕骨
阳谷
养老

仿明版古图

九、申时喝水身体舒

时辰时间对应经络 申时 15：00~17：00 膀胱经

🌸 **经络走行**：内眼角→额部→头顶→耳上角；头顶→枕骨→项部→肩胛骨内侧→脊柱两旁→腰部→臀部→大腿后侧→腘窝→腓肠肌→足外踝→足背外侧缘→小趾外侧端。

🌸 **人体状况**：申时津液足，养阴身体舒；此时膀胱经最旺。膀胱贮藏津液、排泄尿液，尿液排出体外，津液循环体内。若膀胱有热可致膀胱咳（即咳而遗尿）。申时人体体温较热，阴虚的人尤为突出。此时适当的活动有助于体内津液循环，喝滋阴泻火的茶水对阴虚的人最有效。

🌸 **养生之道**：膀胱最活跃的时候，适合多喝水。在背部膀胱经走行位置进行拍打或拔罐，可对五脏六腑都有保健作用。

🌸 **饮食建议**：木耳、黑芝麻、黑豆、胡椒、羊肉、鸡肉、牛肉。

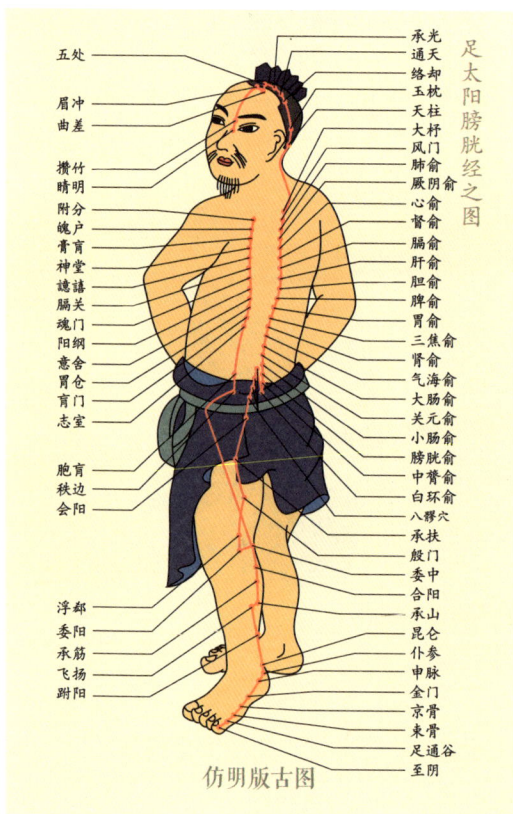

足太阳膀胱经之图

五处
眉冲
曲差
攒竹
睛明
附分
魄户
膏肓
神堂
譩譆
膈关
魂门
阳纲
意舍
胃仓
肓门
志室

胞肓
秩边
会阳

浮郄
委阳
承筋
飞扬
跗阳

承光
通天
络却
玉枕
天柱
大杼
风门
肺俞
厥阴俞
心俞
督俞
膈俞
肝俞
胆俞
脾俞
胃俞
三焦俞
肾俞
气海俞
大肠俞
关元俞
小肠俞
膀胱俞
中膂俞
白环俞
八髎穴
承扶
殷门
委中
合阳
承山
昆仑
仆参
申脉
金门
京骨
束骨
足通谷
至阴

仿明版古图

十、酉时养肾莫要忘

时辰时间对应经络 酉时 17：00~19：00 肾经

🪷 **经络走行**：起于足底涌泉穴→绕内踝后→下肢内侧后缘→腹正中线旁开 0.5 寸→胸正中线旁开 2 寸→止于锁骨下缘。

🪷 **人体状况**：酉时肾藏精，纳华元气清；肾经最旺。肾藏生殖之精和五脏六腑之精，肾为先天之根。经过申时的泻火排毒，肾在酉时进入贮藏精华的时辰。此时不宜太强的运动，也不宜大量喝水。

🪷 **养生之道**：对于肾功能有问题的人而言，在这个时候按摩肾经的穴位，效果最为明显。此时是肾经开穴运行的时间。如果在晚上五点至七点的时候低热，说明身体出现问题。酉时正是进食晚餐的时间，晚餐宜早，宜少，用热水洗脚，有降火、活血、除湿之功效。晚饭后要漱口，涤去饮食之残物，以保护牙齿。

🪷 **食疗建议**：可选择芝麻、香蕉、花生、海带、金针、韭菜、黄豆、木耳、螃蟹、乌贼、牛肉、羊肉、鸭肉、鸡肉、羊乳、番薯等。

足少阴肾经之图

俞府
彧中
神藏
灵墟
神封
步廊
幽门
腹通谷
阴都
石关
商曲
注胸中
属络膀胱
肓俞
中注
四满
气穴
大赫
横骨
阴谷
筑宾
复溜
交信
太溪
大钟
照海
然谷
水泉
涌泉

仿明版古图

十一、戌时散步保心包

时辰时间对应经络 戌时 19：00~21：00 心包经

🌸 **经络走行：**起于乳头外侧天池穴→上肢内侧正中→掌中→止于中指尖端。

🌸 **人体状况：**戌时护心脏，减压心舒畅；此时心包经最旺。心包经主要起到保护心脏、保存精力的作用。心包为心之外膜，附有脉络，气血通行之道。邪不能容，容之心伤。心包是心的保护组织，又是气血通道。心包戌时兴旺可清除心脏周围外邪，使心脏处于完好状态。此时宜保持心情舒畅，可看书、听音乐、跳舞、打太极放松心情，释放压力。

🌸 **养生之道：**此时是心包经运行的时间，心包经的虚证大多表现为润滑液分泌不足、心跳异常、气喘、失眠多梦、心悸、语言障碍、手掌发热等。心脏不好的人在这个时间段拍打心包经，可获佳效。

🌸 **食疗建议：**晚饭后的散步不仅起到帮助消化的作用，还有利于保护心脏。

天池
天泉
曲泽
郄门
间使
内关
大陵
劳宫
中冲

起胸中

出属心包
历络三焦

手厥阴心包经之图

仿明版古图

十二、亥时怄气没好处

时辰时间对应经络 亥时 21：00~23：00 三焦经

🪷 **经络走行**：起于无名指尺侧端→手背→上肢外侧正中→肩→颈→耳后→耳前→止于眉梢。

🪷 **人体状况**：亥时百脉通，养身养娇容。三焦是六腑中最大的腑，有主持诸气、疏通水道的作用。亥时三焦通百脉。人如果在亥时睡眠，百脉可休养生息，对身体十分有益。

🪷 **养生之道**：此时要保持心境平静。不生气，不狂喜，不大悲。从亥时之初，是人体休养生息、推陈出新的时间。亥时气血流至三焦经，而三焦经掌管人体诸气，是人体血气运行的主要通道。此时阴气极盛，要保持五脏安静，以利于睡眠。

🪷 **食疗建议**：睡前少喝水，容易水肿的人尤其不宜多喝水。

角孙
颅息
瘈脉
翳风
天牖
天髎
肩髎
臑会
消泺
清冷渊
天井
四渎
三阳络

会宗
阳池
中渚
液门

耳和髎
丝竹空
耳门

散络心包

偏属三焦

支沟
外关

关冲

手少阳三焦经之图

仿明版古图

华佗施行剖腹手术图

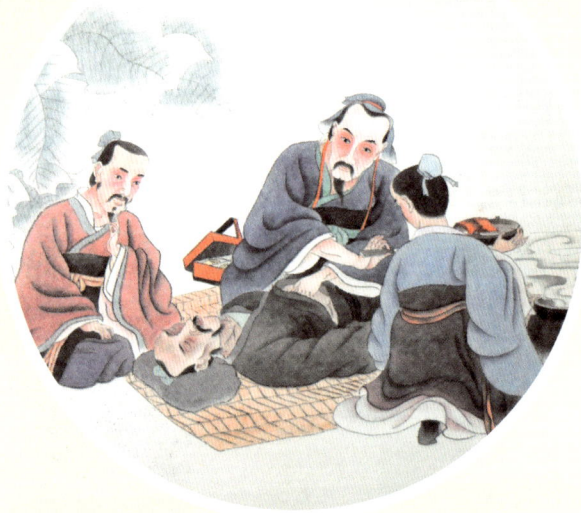

第四章 穴位治病的奥秘

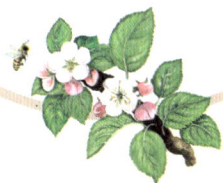

穴位，学名腧穴，指人体经络线上特殊的点区部位，中医可以通过针灸或者推拿、点按、艾灸刺激相应的经络点（穴位）治疗疾病。穴位是中国文化和中医学特有的名词。也叫"穴""穴道"。那么，为什么点按穴位可以治病呢？

一、穴位治病作用机制

❀ 疏通经络

通过刺激穴位能够疏通经络、消除病灶疼痛、解除肌紧张，在明显减轻疼痛症状的同时，也有利于机体的恢复。

❀ 调节阴阳平衡

"阴平阳秘，精神乃治"。中医十分强调机体阴阳关系的平衡。通过刺激穴位对人体功能有双向调节作用，可以改善和调整脏腑功能，使其恢复平衡。

❀ 促进气血运行

通过刺激穴位疏通经络促进气血的运行，有利于消除病灶，恢复身体健康。

❀ 增强新陈代谢

通过刺激穴位疏通经络促进气血的运行，进而增强新陈代谢，增强体质。

二、穴位治疗的原则

疾病在经过辨证确定诊断之后，则应拟定治法，依法立方，以进行治疗。所谓治疗原则，就是在治疗疾病时，进行立法和处方的根本法则，用以全面指导治疗工作。

由于疾病的证候表现多种多样，病理变化极为复杂、且病情又有轻重缓急的差别，不同的时间、地点和不同的个体，其病理变化和病情传化不尽相同。因此，只有善于从复杂多变的疾病现象中，抓住病变本质，治病求本；采取相应的措施扶正祛邪，调整阴阳；并针对病变轻重缓急以及病变个体和时间、地点的不同，治有先后，因时、因地、因人制宜，才能获得满意的治疗效果。

治病求本

"治病必求其本"是中医辨证施治的基本原则之一。求本，是指治病要了解疾病的本质，了解疾病的主要矛盾，针对其最根本的病因病机进行治疗。如偏头痛一证，分为肝火上炎和外感风寒等证型，穴位按摩时必须分清是何种原因导致的才能做到治病求本，如果只是按压疼痛的局部，如太阳穴，虽然也有缓解，但不能除根，因为这是"痛点"不是"痛源"，必须再按摩太冲穴才能指从根本上治疗肝火上炎型偏头痛，如果外感风寒引起的偏头痛，必须配合风池穴才能祛除"外感风寒之邪"。因此，穴位按摩必须做到治病求本，找到疾病的根本原因才能"手到病除"。

扶正祛邪

疾病的过程，在一定意义上，可以说是正气与邪气矛盾双方互相斗争的过程，邪正斗争的胜负决定疾病的虚实变化及预后转归。邪气盛则实，精气夺则虚。正虚邪实则虚实夹杂。邪胜正则病进，正胜邪则病退。因而治疗疾病，就是要扶助正气，祛除邪气，改变邪正双方的力量对比，使之向有利于健康的方向转化，所以扶正祛邪也是指导临床治疗的一条基本原则。例如对于虚证常常用轻柔的按摩方法按摩保健穴位足三里、涌泉等，对于实证，常用比较重的手法泻除邪气，对于虚实夹杂之证可以选用平补平泻手法，如顺时针与逆时针按摩腹部各 30~50 次，有助于胃肠功能恢复正常。

调整阴阳

疾病的发生，从根本上说是阴阳的相对平衡遭到破坏，即阴阳的偏盛偏衰代替了正常的阴阳消长。所以调整阴阳，也是临床治疗的基本原则之一。如阳盛则热的实热证，可以选择泻热的按摩手法，如泻天河水法，本穴性寒大凉，清热凉血解毒，对脏腑郁热积滞导致的壮热苔黄、口渴咽干、疰腮、肿毒等实热均可用之；阴虚则热的虚热证，可以选择滋阴清热的手法，如擦涌泉（左手擦右涌泉，再用右手擦左涌泉，各100次），或用拇指按揉涌泉穴20~30次，具有引火归元、滋阴育阳、安神宁志、活血通络等功效。

🪷 因时、因地、因人制宜

因时、因地、因人制宜，是指治疗疾病要根据季节、地区以及人体的体质、年龄、性别等不同而制定相应的治疗方法。这是由于疾病的发生、发展，是受气候、地理环境、个人体质等多方面因素影响。因此，在治疗疾病时，必须把各个方面的因素考虑进去，具体情况具体分析，区别对待，辨证施治。如冬天风寒多，一般多点按迎香穴防止风寒从鼻腔侵入人体；夏天中暑较多，一般可点按内关、人中防止中暑引起的恶心、烦闷、神昏等证，这是因时制宜。南方湿热盛，人腠理疏松，多汗，尽量少用艾灸或隔姜灸，以防汗多亡阳；北方天气寒冷，人腠理致密，少汗，可用艾灸或隔姜灸以助其散寒发汗去除风寒，这是因地制宜。老年人点穴按摩时宜用平补平泻，因多虚实夹杂；年轻人点穴按摩时多用泻法，因其体质壮实；少儿点穴按摩时多用轻柔手法，因其脏器轻灵，随拨随应，不耐重力等，这是因人制宜。

三、穴位治疗的作用

穴位治疗是中医学的重要组成部分，它是以中医学理论为指导，以经络腧穴学说为基础，以刺激穴位为主要施治方法，用来防病治病的一种诊疗手段。刺激人体的穴位，激发人的经络之气，以达到通经活络、祛邪扶正的目的。刺激穴位，可以放松肌肉、解除疲劳、调节人体功能，具有提高人体免疫能力、疏通经络、平衡阴阳、延年益寿之功效。刺激穴位的手法可概括为点、揉、按等。应该知道，上述手法，不是单纯孤立地使用，常常是几种手法相互配合应用。

四、禁忌证

◈ 身体某部有创伤、感染或者化脓性病者。

◈ 骨科病患：如骨折、关节脱位、骨关节结核、骨肿瘤、骨髓炎等。

◈ 外科病患：如急性腹膜炎、胃十二指肠穿孔、急性阑尾炎等。

◈ 各类急慢性传染病：如非典型肺炎、鼠疫、霍乱、伤寒、流脑、肝炎等。

◈ 急性中毒：如煤气中毒、药物中毒、食物中毒、毒蛇咬伤等。

◈ 严重心脏病、精神病、高血压和脑、肺、肝、肾等病患者。

◈ 血液病或者有出血倾向的病人。

◈ 女性妊娠期、月经期要禁止，以免引起流产或者出血太多。

五、穴位的定位方法

穴位的定位方法可分为体表解剖标志定位法、骨度折量定位法、手指同身寸定位法以及简便取穴法，其中生活中最为常用的为体表解剖标志定位法以及指寸定位法。

🪷 体表解剖标志定位法

体表解剖标志定位法是以人体解剖学的各种体表标志为依据来确定腧穴位置的方法，俗称自然标志定位法，分为固定标志和活动标志。

① 固定标志

固定标志指骨骼上的突起、肌肉的隆起与凹陷、肌腱、五官轮廓、发际、指（趾）甲、乳头、肚脐等。如眉头定攒竹（图4-1），脐中旁开两寸定天枢等。

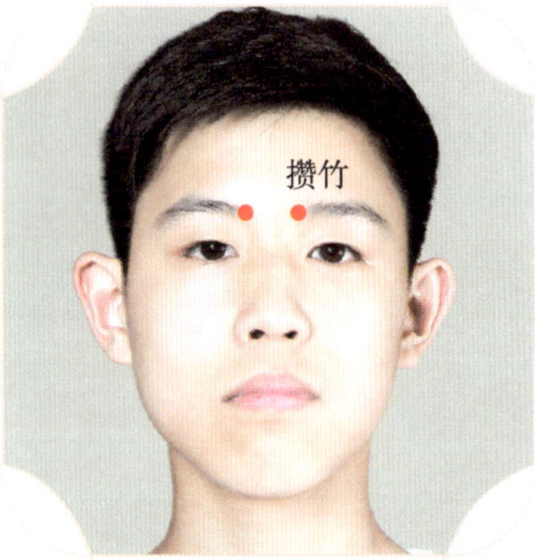

图 4-1　攒竹穴体表位置

② 活动标志

活动标志指关节、肌肉、肌腱、皮肤随着活动而出现的空隙、凹陷、皱纹、尖端等。即需要采取相应的活动姿势才会出现的标志。如在耳屏与下颌关节之间微张口呈凹陷处取听宫，下颌角前上方1横指、咀嚼时咬肌隆起处取颊车。

🪷 手指同身寸定位法

依据受术者自身手指所规定的分寸来确定穴位位置的方法，常用有以下三种。

①中指同身寸

拇、中指屈曲成环形，以中指中节桡侧指间关节横纹之间的距离作为1寸（图4-2）。

② 拇指同身寸

以拇指指间关节的宽度作为1寸（图4-3）。

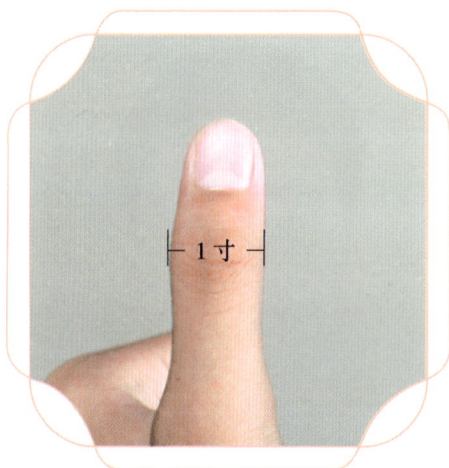

③ 横指同身寸

受术者将食中无名指和小指并拢，以中指中节横纹为标准，其四指的宽度作为3寸，也称"一夫法"（图4-4）。

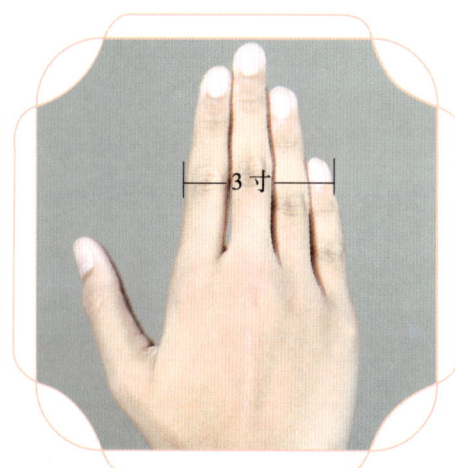

图 4-2　中指同身寸

图 4-3　拇指同身寸

图 4-4　横指同身寸

第五章

找找
自己身上的
保健特效穴

一、头部

百会穴
益智要穴

⬥ **标准定位**

在头部，当前发际正中直上 5 寸（图 5-1）。

⬥ **简易取穴**

两耳尖连线的中点处。

⬥ **主治**

① 头晕、头痛、头胀、高血压。

② 脱肛、泄泻、疝气、胃下垂。

⬥ **操作方法**

① 受术者仰卧，操作者两手重叠后点按穴位。

② 受术者仰卧位或坐位，操作者用食中二指在百会穴处做摩法。

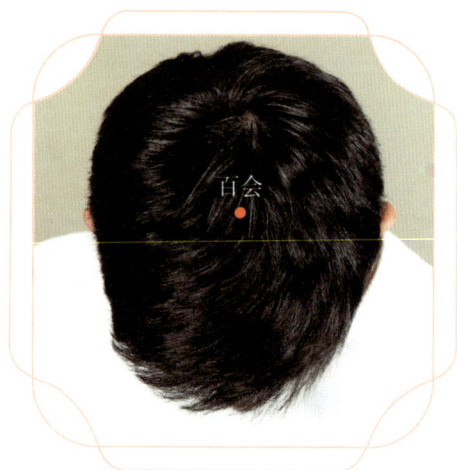

图 5-1　百会穴体表位置

⬥ **技巧**

为使酸胀感更明显，可点在凹陷处，并垂直骨面持续用力。治疗头痛时宜增大力度，治疗失眠时宜减小力度。治疗脱肛、久泻时，可配合艾灸。

攒竹穴

止嗝要穴

标准定位

在头部，眉头凹陷中，额切迹处（图5-2）。

主治

① 呃逆。

② 前额痛、眉棱骨痛。

③ 近视、目眩、视物不明、目赤肿痛、眼睑瞤动。

操作方法

① 受术者仰卧，操作者用两指同时点按两侧穴位。

② 受术者坐位或立位，操作者一手置于受术者头后，另一手用两指同时点按两侧穴位。治疗呃逆时，嘱受术者深吸气后屏住呼吸数秒钟，反复操作至呃逆停止。

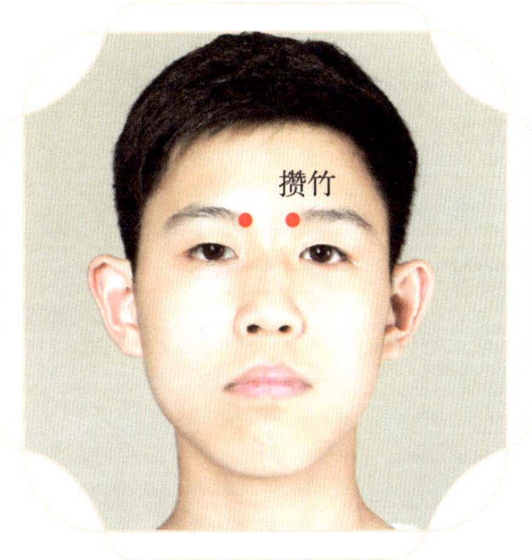

图 5-2　攒竹穴体表位置

技巧

为使酸胀感更明显，可点在睛明与攒竹之间，并垂直于骨面持续用力。

下关穴
治牙痛要穴

❖ **标准定位**

在面部，颧弓下缘中央与下颌切迹之间凹陷中（图5-3）。

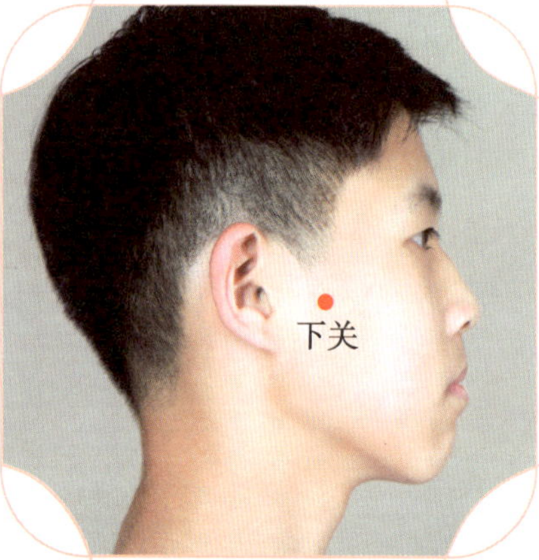

❖ **主治**

① 牙痛、下颌关节炎。

② 耳聋、耳鸣。

❖ **操作方法**

受术者坐位，操作者一手置于受术者下颌，另一手用拇指点按穴位。

图5-3 下关穴体表位置

❖ **技巧**

可边点穴，边嘱受术者张口闭口活动。

太阳穴
治头痛要穴

❖ **标准定位**

在头部，当眉梢与目外眦之间，向后约1横指的凹陷中（图5-4）。

❖ **主治**

① 头痛、偏头痛。

② 近视、目眩、视物不明、目赤肿痛。

操作方法

① 受术者仰卧，操作者用两拇指同时点按两侧穴位。

② 受术者坐位，操作者立于受术者身后，用两食指同时点按两侧穴位。

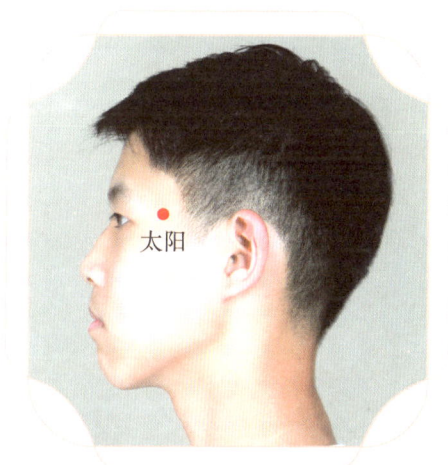

图 5-4　太阳穴体表位置

技巧

①可配合揉法，即点揉太阳。

②发力时，两指应垂直皮肤相对持续用力。

听宫穴
治耳疾要穴

标准定位

在面部，耳屏正中与下颌骨髁状突之间的凹陷中（图 5-5）。

简易取穴

耳屏前方，张口呈凹陷处。

主治

① 耳鸣、耳聋。

② 牙痛。

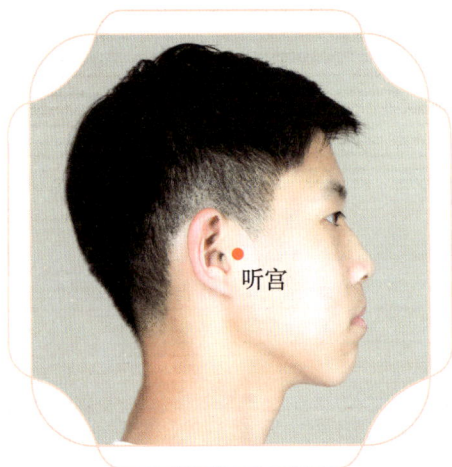

图 5-5　听宫穴体表位置

❀ **操作方法**

　　受术者坐位，操作者一手置于受术者下颌，另一手用拇指点按穴位。

❀ **技巧**

　　点穴时嘱受术者张口。

迎香穴
治鼻塞要穴

❀ **标准定位**

　　在面部，鼻翼外缘中点旁，鼻唇沟中（图5-6）。

❀ **主治**

　　鼻塞、鼻出血。

❀ **操作方法**

　　受术者仰卧，操作者用两食指同时点按两侧迎香。

❀ **技巧**

　　垂直皮肤持续用力，使受术者鼻酸胀，甚至眼流泪则疗效更佳。

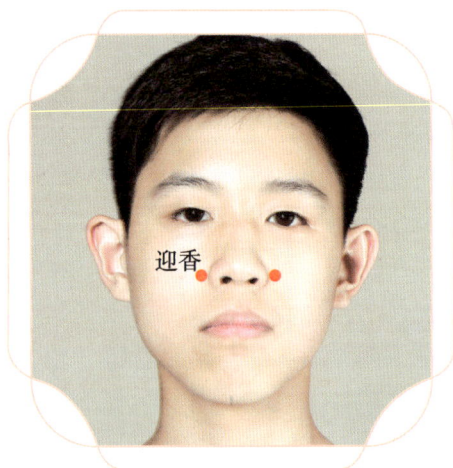

图 5-6　迎香穴体表位置

水沟穴
急救要穴

标准定位

在面部，人中沟的上 1/3 与中 1/3 交点处（图 5-7）。

主治

①晕厥、中暑、中风、昏迷。
②鼻塞、鼻出血、牙痛。
③急性腰扭伤。

操作方法

受术者坐位或仰卧位，操作者一手置于受术者头后，另一手用指甲掐按水沟。

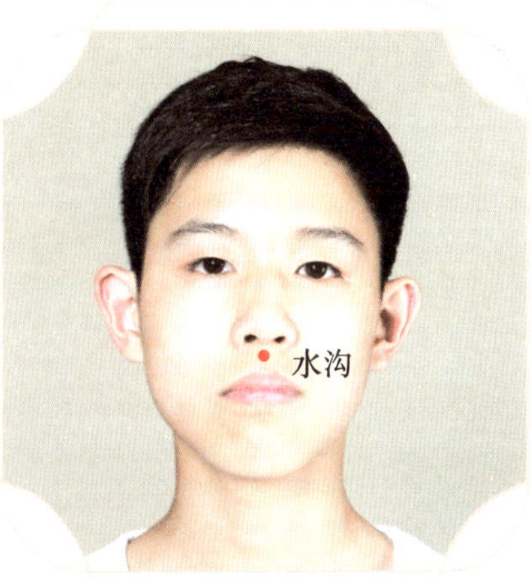

图 5-7　水沟穴体表位置

技巧

为使酸痛感更明显，可用指甲顶住人中沟中上 1/3 的凹陷处，并垂直骨面持续用力。

安眠穴
治失眠要穴

标准定位

在项部，翳风穴与风池穴连线中点（图 5-8 ）。

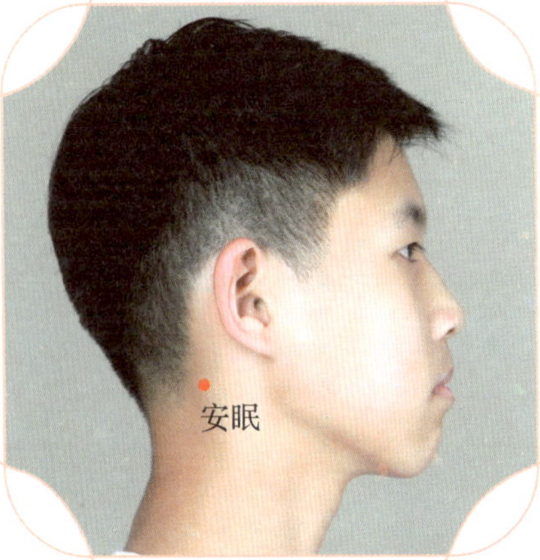

图 5-8 安眠穴体表位置

❀ 简易取穴

从耳垂后方凹陷向后推至乳突下凹陷中。

❀ 主治

失眠、头痛、眩晕、心悸。

❀ 操作方法

以点按左侧为例，受术者坐位，操作者立于受术者侧后方，左手置于受术者前额部，以另一手拇指点穴。点完一侧再点另一侧。

❀ 技巧

用于治疗失眠时，力度较轻，并可配合舒缓的音乐以帮助入睡。

风池穴
明目要穴

❀ 标准定位

在颈后区，枕骨之下，胸锁乳突肌上端与斜方肌上端之间的凹陷中（图5-9）。

❀ 主治

失眠、头痛、眩晕、心悸。

操作方法

① 以点按左侧为例，受术者坐位，操作者立于受术者侧后方，左手置于受术者前额部，以另一手拇指点穴，向对侧目外眦方向用力点按。点完一侧再点另一侧。

② 受术者仰卧，操作者两手食、中指同时点按双侧风池，向受术者的鼻尖方向持续用力。

技巧

① 为使酸胀感更明显，可点在胸锁乳突肌与斜方肌之间最凹陷处。可配合揉法，即点揉风池。

② 用于治疗失眠时，可减轻力度，并可配合舒缓的音乐以帮助入睡。

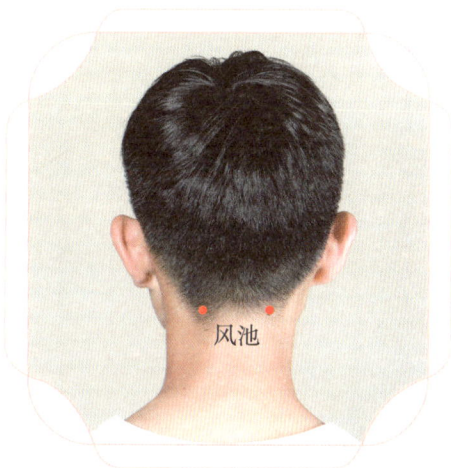

图 5-9 风池穴体表位置

二、上肢

肩髃穴

治肩痛要穴

标准定位

在三角肌区，肩峰外侧缘前端与肱骨大结节两骨间凹陷中（图 5-10）。

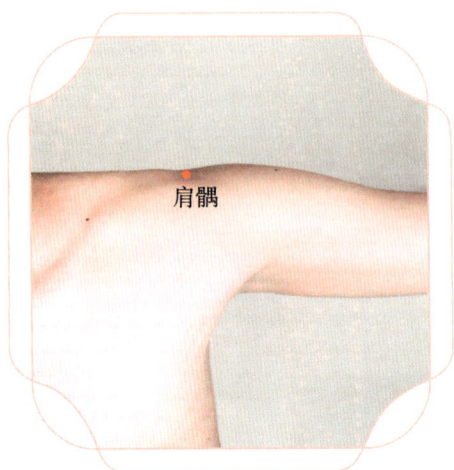

图 5-10 肩髃穴体表位置

简易取穴

上臂平举时，肩部出现两个凹陷，前方的凹陷中。

主治

肩臂疼痛。

操作方法

受术者坐位，操作者一手托住其肘，另一手拇指点穴。

技巧

点穴时，点 3~5 次，应手即止，有酸胀感即可。

支沟穴

治便秘要穴

标准定位

在前臂后区，腕背侧远端横纹上 3 寸，尺骨与桡骨间隙中点（图 5-11）。

简易取穴

腕背横纹上 4 横指，两骨之间。

主治

便秘、热病。

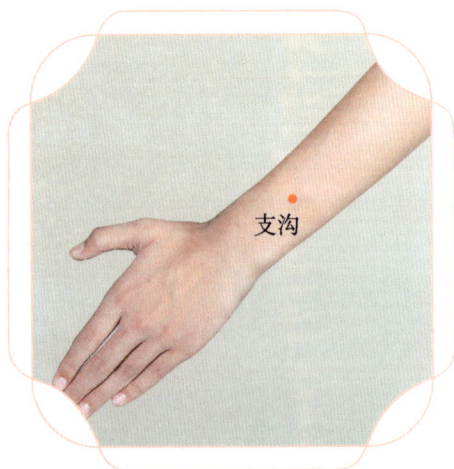

图 5-11 支沟穴体表位置

操作方法

受术者坐位，屈肘，掌心向下，操作者左手握其左手腕，右手拇指点按支沟穴。

技巧

持续用力点按，力量由轻至重，使受术者感觉酸胀，以能耐受为度。

内关穴

防治晕车晕船要穴

标准定位

在前臂前区，腕掌侧远端横纹上2寸，掌长肌腱与桡侧腕屈肌腱之间（图5-12）。

主治

① 晕车、晕船。

② 心痛、心悸、胸痛、胸闷等心胸病证。

③ 胃痛、呕吐、呃逆等胃病。

④ 健忘、失眠等神志病证。

⑤ 手臂疼痛、手指麻木等局部病证。

操作方法

受术者坐位，屈肘，掌心向后，操作者左手握其左手腕，右手拇指、中指同时点按内关和外关，两指相对用力。

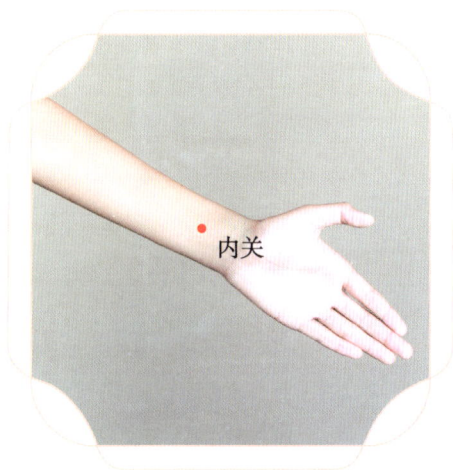

图5-12 内关穴体表位置

❖ 技巧

点内关穴时，同时按压桡侧腕屈肌腱，可使酸胀感更为明显。

列缺穴
治头项部疼痛要穴

❖ 标准定位

在前臂，腕掌侧远端横纹上 1.5 寸，拇短伸肌腱和拇长展肌腱之间，拇长展肌腱沟的凹陷中。

❖ 简易取穴

两手虎口自然平直交叉，一手食指按在另一手桡骨茎突上，指尖下凹陷中是穴（图 5-13）。

❖ 主治

① 偏头痛、颈项强痛、牙痛。
② 咳嗽、气喘、咽喉痛。

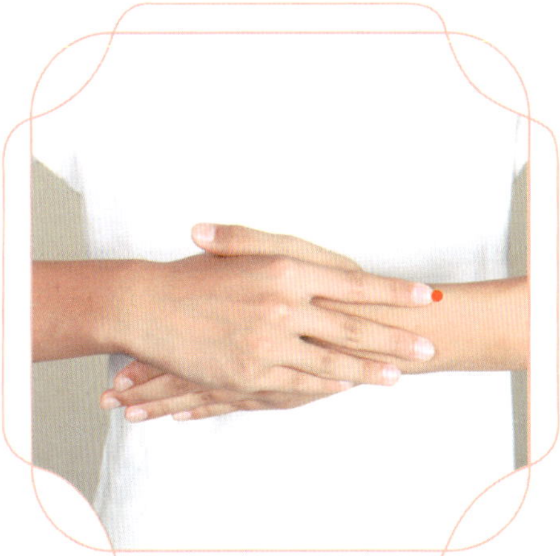

图 5-13 列缺穴体表位置

❖ 操作方法

受术者坐位，操作者左手握住受术者左手腕处，右手掌心向上托住受术者左前臂近端，以拇指点按或点揉列缺穴。

❖ 技巧

持续用力点按，力量由轻至重，使受术者感觉酸胀，以能耐受为度。

神门穴

安神要穴

标准定位

在前腕区，腕掌侧远端横纹尺侧端，尺侧腕屈肌腱的桡侧缘（图 5–14）。

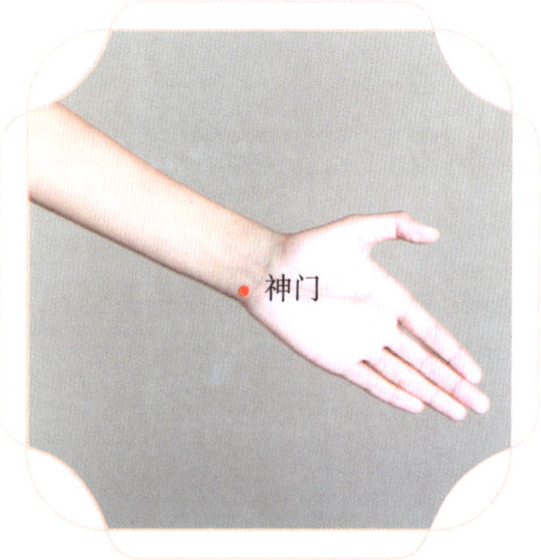

简易取穴

将腕横纹三等分，在尺侧 1/3 的中点。

主治

① 健忘、失眠。

② 心痛、心烦、心悸。

图 5–14　神门穴体表位置

操作方法

受术者坐位，屈肘，掌心向上，操作者左手握其左手腕，右手拇指点按神门穴。

技巧

持续用力点按，力量由轻至重，使受术者感觉酸胀，以能耐受为度。

落枕穴

治落枕要穴

标准定位

在手背，当第 2、3 掌骨间，掌指关节后 0.5 寸凹陷中（图 5–15）。

简易取穴

在手背上食指和中指的骨之间，用手指朝手腕方向触摸，从骨和骨变狭的手指尽头之处起，大约一指宽的距离上。

主治

落枕。

操作方法

受术者坐位，操作者一手握住受术者手，使其掌心向下，另一手拇指点穴。

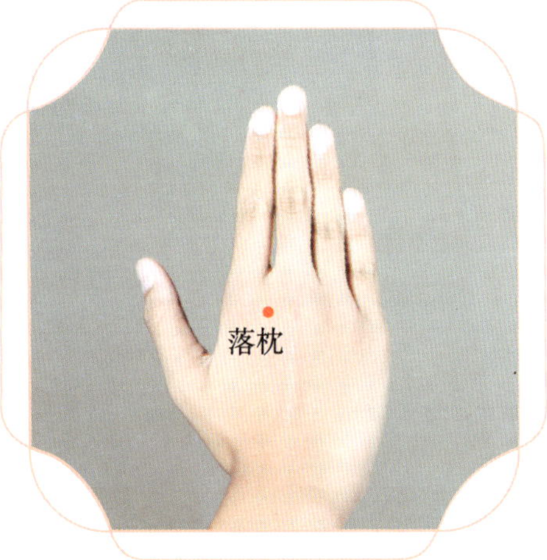

图 5-15　落枕穴体表位置

技巧

垂直于皮肤持续用力点按，力量由轻至重，使受术者感觉明显酸胀，以能耐受为度。为使酸胀感更明显，可借用点穴枪或笔的尾端进行点穴，增大刺激量。

合谷穴
止痛要穴

标准定位

在手背，第 2 掌骨桡侧的中点处（图 5-16）。

简易取穴

以一手的拇指指间关节横纹，放在另一手拇、食指之间的指蹼缘上，当拇指尖下是穴。

主治

头痛、齿痛、目赤肿痛、咽喉肿痛。

操作方法

受术者坐位，操作者以左手握住受术者的左手，同时用右手拇指点穴。

技巧

持续用力点按，力量由轻至重，使受术者感觉酸胀，以能耐受为度。为使酸胀感更明显，可向垂直第 2 掌骨用力点按。

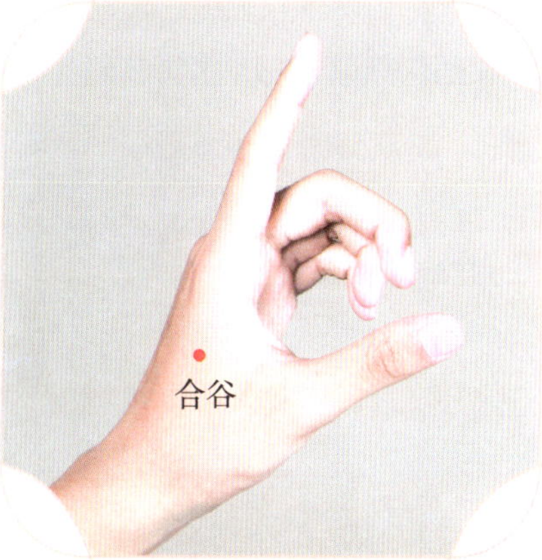

图 5-16　合谷穴体表位置

三、躯干

天突穴
止咳要穴

标准定位

在颈前区，胸骨上窝中央，前正中线上（图 5-17）。

主治

咳嗽、气喘、胸痛、咽喉肿痛、噎膈。

操作方法

受术者仰卧，操作者以指轻轻点揉。

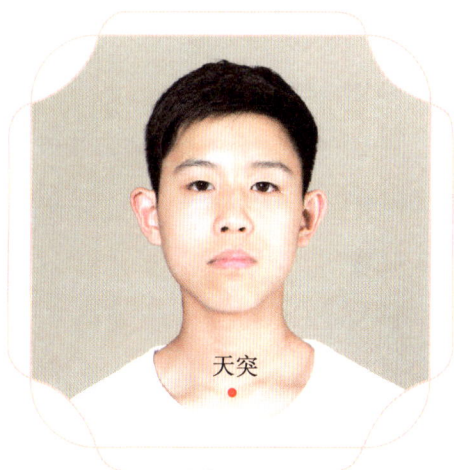

图 5-17　天突穴体表位置

✿ 技巧

深部为气管，故力度宜轻，防止不适。

膻中穴
理气要穴

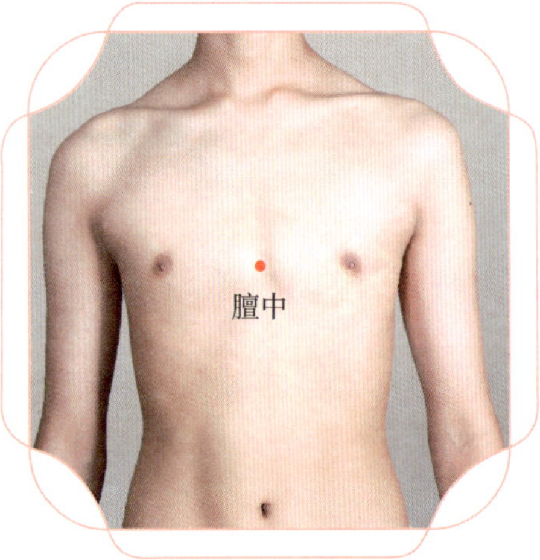

图 5-18　膻中穴体表位置

✿ 标准定位

在胸部，横平第 4 肋间隙，前正中线上，两乳头连线中点（图 5-18）。

✿ 主治

① 胸闷、胸痛、心悸、呼吸困难、咳嗽、气喘等肺部病证。

② 呕吐、呃逆。

✿ 操作方法

① 受术者仰卧，操作者以指或大鱼际点揉穴位。

② 受术者仰卧，操作者在穴位上施以摩法。

✿ 技巧

点揉或摩的面积和幅度可稍大，力量宜轻，过重易致胸闷。

中脘穴

调脾胃要穴

标准定位

在上腹部，脐中上 4 寸，前正中线上（图 5-19）。

简易取穴

胸剑联合与脐中连线中点。

主治

胃痛、呕吐、吞酸、呃逆、腹胀、泄泻。

操作方法

受术者仰卧，操作者两手拇指或食中二指重叠点穴。

图 5-19　中脘穴体表位置

技巧

垂直腹壁缓慢加力点按，感觉到腹主动脉搏动时停止加力并保持一定的压力，待受术者呼吸 1~2 次后，将手缓慢抬离腹部；或待受术者放松后，瞬间将手抬离腹部。保持压力时，双手应随腹部的起伏而起伏。为使酸胀感更明显，可在受术者放松时，垂直腹壁瞬间加力点按。

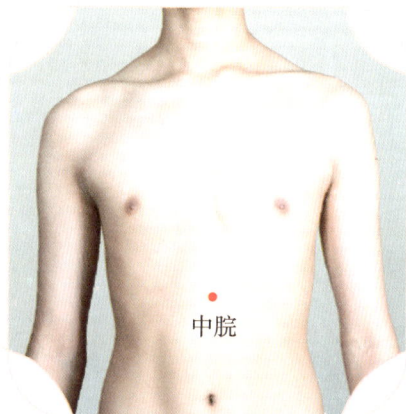

天枢穴

调肠胃要穴

标准定位

在腹中部，横平脐中，前正中线旁开 2 寸（图 5-20）。

❀ 主治

① 腹痛、腹胀、便秘、腹泻、肠鸣、泄泻等胃肠病。

②月经不调、痛经等妇科疾患。

❀ 操作方法

① 受术者仰卧，操作者两手拇指同时点按两侧穴位。

② 受术者仰卧，操作者用一手食中二指同时点按两侧穴位。

❀ 技巧

垂直腹壁缓慢加力点按，至受术者有酸胀感时停止加力并保持一定的压力，待其呼吸 1~2 次后，将手缓慢抬离腹部；或待受术者放松后，瞬间将手抬离腹部。保持压力时，双手应随腹部的起伏而起伏。单手操作时也可配合拿法和揉法，在点按后拿揉腹部。

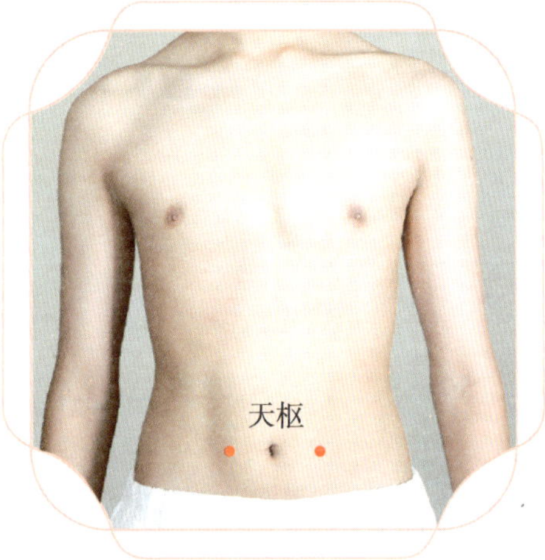

天枢

图 5-20　天枢穴体表位置

关元穴

大补元气要穴

❀ 标准定位

在下腹部，脐中下 3 寸，前正中线上（图 5-21）。

❀ 简易取穴

肚脐下 4 横指。

❀ 主治

① 元气不足、虚劳羸瘦。

② 遗尿、尿频、尿闭。

③ 泄泻、腹痛。

④ 月经不调。

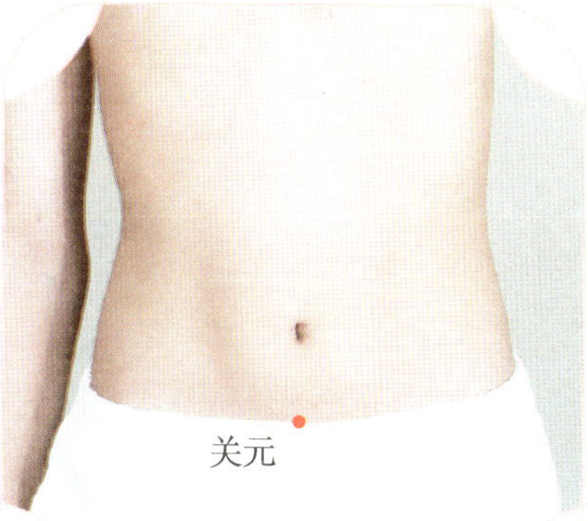

操作方法

受术者仰卧，操作者两手拇指或食中二指重叠点按穴位。

技巧

垂直腹壁缓慢加力点按，触及腹主动脉搏动时停止加力并保持一定的压力，待受术者呼吸

图 5-21　关元穴体表位置

1~2 次后，将手缓慢抬离腹部；或待受术者放松后，瞬间将手抬离腹部。保持压力时，双手应随腹部的起伏而起伏。为使酸胀感更明显，可待受术者放松后，垂直腹壁瞬间加力点按。瞬间加力点穴前，应让受术者先排空尿液。

中极穴
调理小便要穴

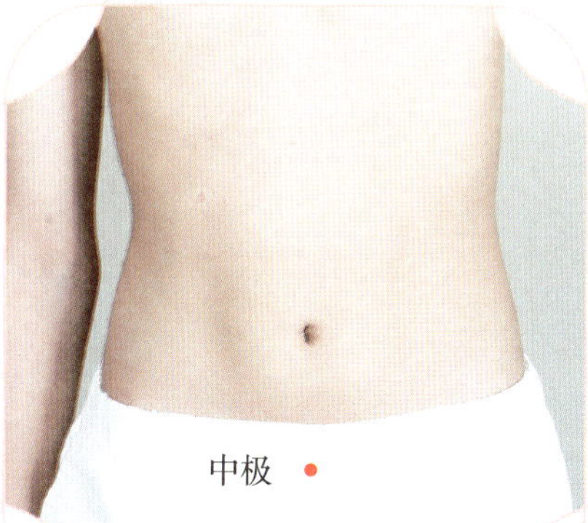

图 5-22　中极穴体表位置

标准定位

在下腹部，脐中下 4 寸，前正中线上（图 5-22）。

主治

① 尿频、尿急、尿潴留。

② 痛经、月经不调。

操作方法

受术者仰卧，操作者两手拇

指或食中二指重叠点按穴位。

技巧

垂直腹壁缓慢加力点按，触及腹主动脉搏动时停止加力并保持一定的压力，待受术者呼吸 1~2 次后，将手缓慢抬离腹部；或待受术者放松后，瞬间将手抬离腹部。保持压力时，双手应随腹部的起伏而起伏。为使酸胀感更明显，可待受术者放松后，垂直腹壁瞬间加力点按。瞬间加力点穴前，应让受术者先排空尿液。

大椎穴
治外感要穴

标准定位

在脊柱区，第 7 颈椎棘突下凹陷中，后正中线上（图 5-23）。

主治

① 头痛项强、腰背痛。
② 热病、咳嗽、气喘。
③ 风疹、痤疮。

操作方法

受术者坐位，操作者立于受术者的后方或侧方，以拇指点穴。

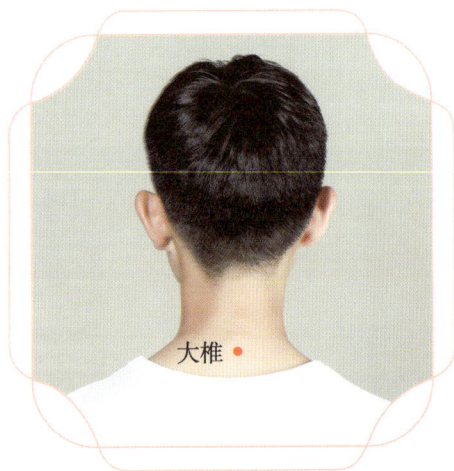

图 5-23　大椎穴体表位置

技巧

为使酸胀感更明显，可垂直皮肤用力。

定喘穴
平喘要穴

标准定位

在脊柱区，横平第 7 颈椎棘突下，后正中线旁开 0.5 寸（图 5-24）。

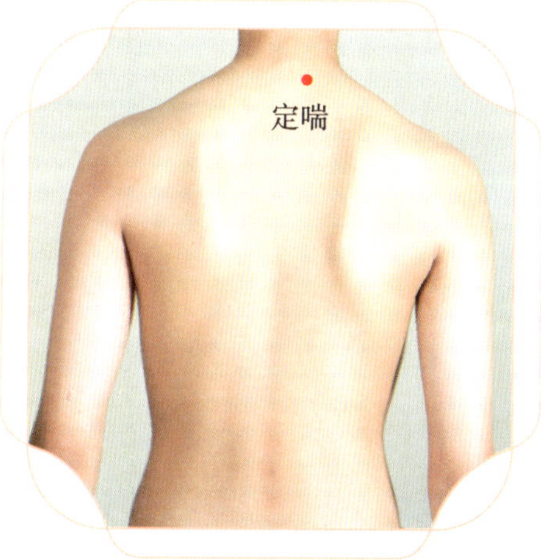

图 5-24 定喘穴体表位置

主治

① 哮喘、支气管炎。

② 落枕、肩背痛。

操作方法

① 受术者坐位，操作者立于受术者的后方，以一手拇指点一侧穴位。

② 受术者俯卧，操作者立于受术者头侧，两手拇指同时点两侧穴位。

技巧

点单侧穴时，可两指重叠或用另一手掌助力点穴。

四、下肢

血海穴
止痒要穴

标准定位

在股前区，髌底内侧端上 2 寸，股内侧肌头的隆起处（图 5-25）。

❀ **简易取穴**

屈膝，操作者以左手掌心置于受术者右侧髌骨上缘，食指至小指向上伸直，拇指与食指呈 45° 角，拇指尖下为穴。

❀ **主治**

① 瘾疹、湿疹等血热性皮肤病证。

② 膝关节疼痛。

③ 月经不调、痛经。

❀ **操作方法**

受术者仰卧，操作者两手拇指重叠点按血海。

❀ **技巧**

垂直于皮肤向深部用力，感觉酸胀为宜，以能耐受为度。

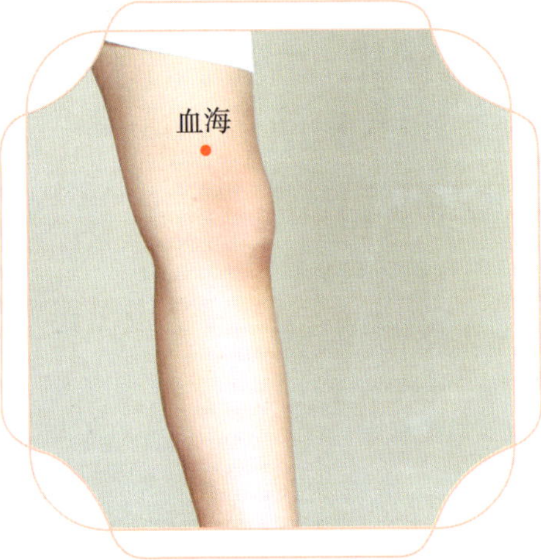

图 5-25　血海穴体表位置

❀ 阳陵泉穴 ❀

治筋伤要穴

❀ **标准定位**

在小腿外侧，腓骨头前下方凹陷中（图 5-26）。

❀ **主治**

① 筋伤、下肢不利。

② 胁痛、口苦、呕吐。

操作方法

① 受术者仰卧，操作者以拇指同时点两侧穴位。

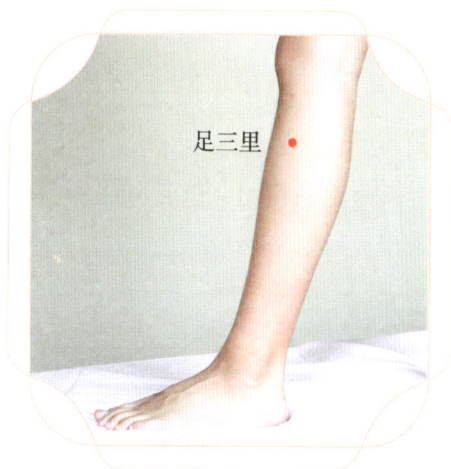

② 以点右侧为例，受术者俯卧，操作者左手扶踝，右手拇指置于腓骨小头后方，从后向前拨动腓总神经。

技巧

垂直于皮肤向深部用力，感觉酸胀为宜，以能耐受为度。

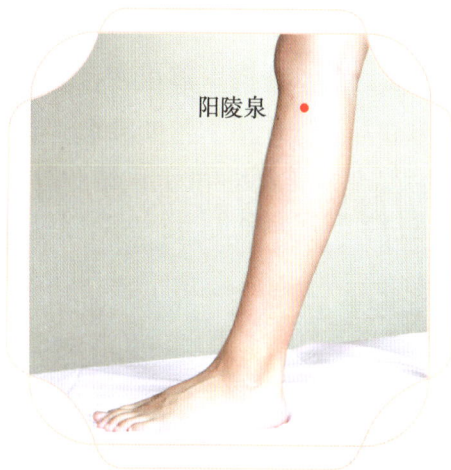

图 5-26　阳陵泉穴体表位置

足三里穴

保健要穴

标准定位

在小腿外侧，当犊鼻穴下 3 寸，胫骨前嵴外 1 横指处（图 5-27）。

主治

① 胃痛、呕吐、腹胀、腹泻、便秘、痢疾、肠鸣、消化不良等胃肠病证。

② 虚劳羸瘦。

③ 下肢痿痹、下肢不遂。

操作方法

受术者仰卧，操作者以拇指同时点两侧穴位。

图 5-27　足三里穴体表位置

⬧ 技巧

垂直于皮肤向深部用力，感觉酸胀为宜，以能耐受为度。使力量恰好作用在胫前肌上，可使酸胀感更明显，以提高疗效。可配合拨法，亦可增强酸胀感。用于保健和补虚时，可延长点按时间，每次点按1~2分钟。

地机穴

痛经要穴

⬧ 标准定位

在小腿内侧，阴陵泉穴下 3 寸，胫骨内侧缘后际（图 5-28）。

⬧ 主治

① 月经不调、痛经。

② 腹痛、泄泻、小便不利。

⬧ 操作方法

受术者仰卧，操作者用两拇指同时点按受术者双侧穴位，或双拇指重叠点按一侧穴位。

⬧ 技巧

垂直皮肤用力，感觉酸胀为宜，以能耐受为度。

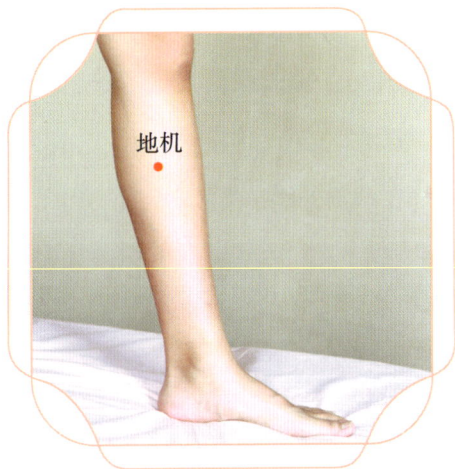

图 5-28 地机穴体表位置

三阴交穴
滋阴要穴

✦ **标准定位**

在小腿内侧，足内踝尖上 3 寸，胫骨内侧缘后际（图 5-29）。

✦ **主治**

① 月经不调、痛经。

② 遗尿、尿闭、水肿、小便不利。

③ 脾胃虚弱、肠鸣、腹胀、泄泻、肌肉疼痛。

④ 皮肤病、湿疹、荨麻疹。

⑤ 失眠、头痛、头晕、两肋痛等。

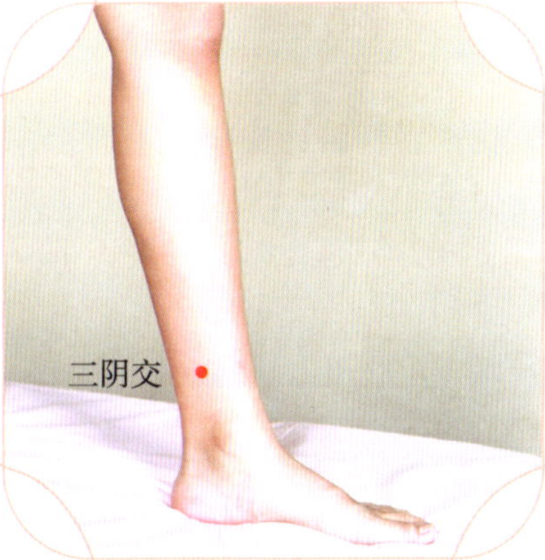

图 5-29　三阴交穴体表位置

✦ **操作方法**

受术者仰卧，操作者用两拇指同时点按受术者双侧穴位。

✦ **技巧**

垂直皮肤用力，感觉酸胀为宜，以能耐受为度。

太冲穴
疏肝要穴

✦ **标准定位**

在足背，第 1、2 跖骨间，跖骨底结合部前方凹陷中，或触及动脉搏动（图 5-30）。

🔅 **主治**

① 黄疸、胁痛、情志不畅等肝胆病证。

② 头痛、眩晕、耳鸣、目赤肿痛等肝经病证。

③ 月经不调等妇科病证。

🔅 **操作方法**

受术者仰卧，操作者用拇指点按穴位。

🔅 **技巧**

垂直皮肤用力，感觉酸胀为宜，以能耐受为度。

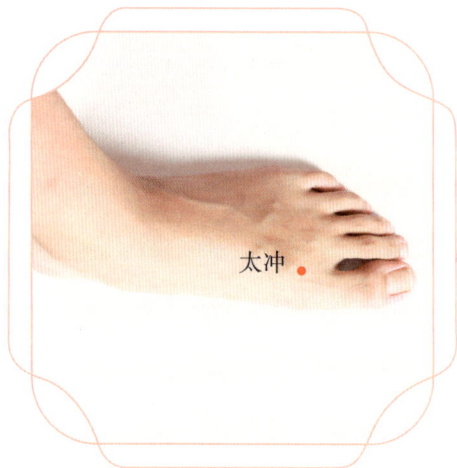

图 5-30　太冲穴体表位置

涌泉穴

补肾要穴

🔅 **标准定位**

在足底，屈足卷趾时足心最凹陷处，约当足底第 2、3 趾蹼缘与足跟连线的前 1/3 与后 2/3 交点凹陷中（图 5-31）。

🔅 **主治**

① 头痛、头昏。

② 小便不利、便秘。

③ 足心热。

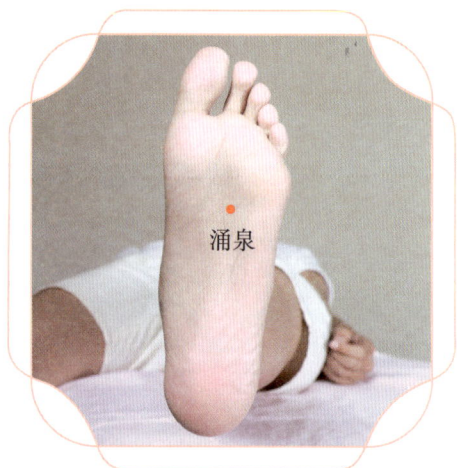

图 5-31　涌泉穴体表位置

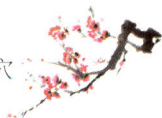

❀ 操作方法

① 受术者俯卧，操作者以两手拇指重叠点穴位。

② 受术者俯卧，操作者在涌泉穴处做掌擦法。

❀ 技巧

垂直皮肤用力，感觉酸胀为宜，以能耐受为度。擦涌泉时以受术者足底发热为度。

委中穴
治腰腿痛要穴

❀ 标准定位

在膝后区，腘横纹中点（图 5-32）。

❀ 主治

腰痛、下肢痿痹。

❀ 操作方法

① 受术者俯卧，操作者同时点按双侧穴位，点按力量要大，同时嘱受术者双手支撑床面，由俯卧位改为跪坐位，再俯卧于床上，如此反复 5~10 次。常用于治疗急性腰扭伤。

② 受术者俯卧，操作者立于左侧，以右手拇指点穴。

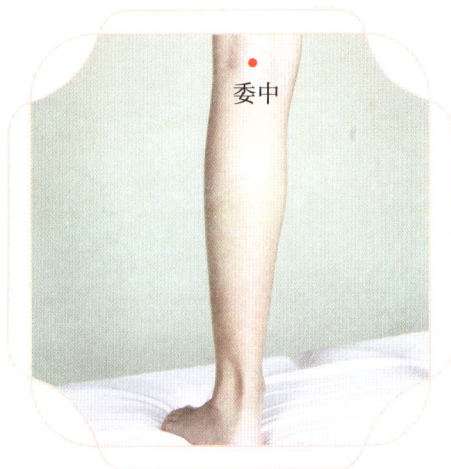

图 5-32　委中穴体表位置

❀ 技巧

垂直于皮肤向深部用力，感觉酸胀为宜，以能耐受为度。

承山穴

治抽筋要穴

标准定位

在小腿后区，腓肠肌两肌腹与肌腱交角处（图5-33）。

主治

① 腰腿拘急疼痛。

② 痔疮、便秘、脱肛。

操作方法

受术者俯卧，操作者一手拇指或两手拇指重叠点穴。

技巧

垂直于皮肤向深部用力，感觉酸胀为宜，以能耐受为度。

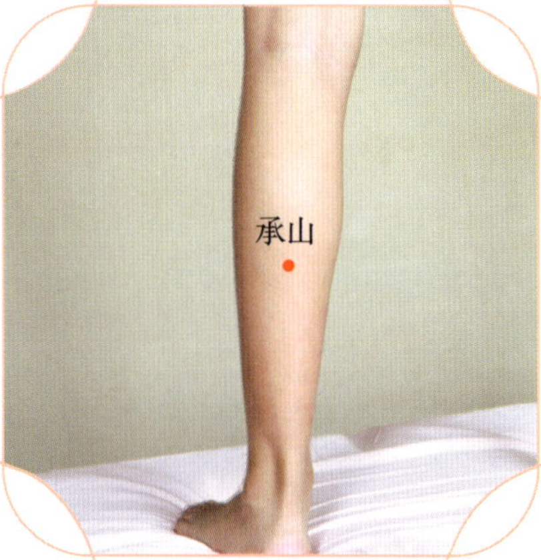

图5-33　承山穴体表位置

第六章

小手法也有大作用

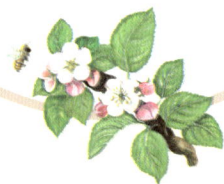

一、点法

图 6-1　指点法

操作方法

以点的形式刺激穴位即为点法，也称为点穴。在点穴时可以持续点按穴位，也可瞬间用力点击穴位。点穴时可用拇指、食指、中指、食指中指、拇食中三指、肘尖点按穴位。在做点法时还可借用器械点按治疗部位（图 6-1~图 6-2）。

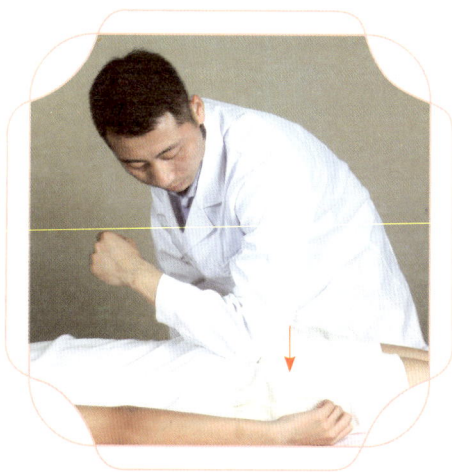

动作要领

点穴时手指应保持一定姿势，避免手指过伸、过屈，或受术者因疼痛躲闪，造成损伤。

功效

具有通经活络、调理气机、通调脏腑的作用。

应用

多用于止痛、急救、调理脏腑功能。应用时应根据具体情况，辨证选穴并配穴。

图 6-2　肘点法

注意事项

施用点法时，既要注意保护自己手指，同时也要注意保护受术者的皮肤。

二、揉法

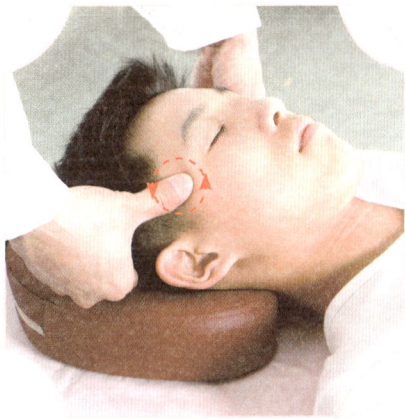

图 6-3　指揉法

操作方法

❋ 指揉法：用指端着力于治疗部位，做轻柔缓和的环旋活动。因着力面积为一个点，所以也称为"点揉法"（图6-3）。

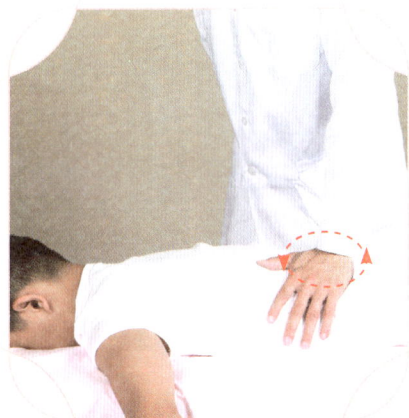

图 6-4　掌揉法

❋ 掌揉法：用掌着力于治疗部位，做轻柔缓和的环旋活动（图6-4）。

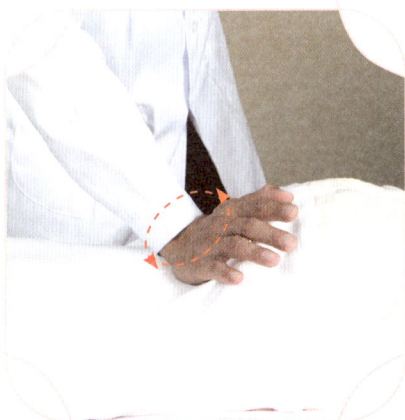

图 6-5　掌根揉法

❋ 掌根揉法：用掌根着力于治疗部位，做轻柔缓和的环旋活动；亦可双掌重叠，以掌根着力于腰骶部，左右方向用力按揉（图6-5）。

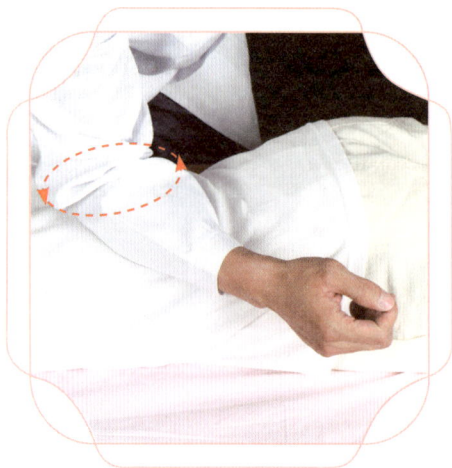

图 6-6　前臂揉法

❀ **前臂揉法**：用前臂的尺侧着力于治疗部位，用力做环旋揉动（图 6-6）。

❀ **肘揉法**：用尺骨鹰嘴着力于治疗部位，用力做环旋揉动（图 6-7）。

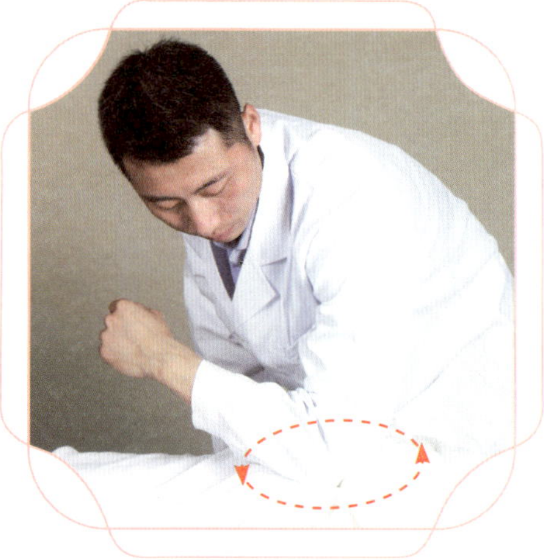

图 6-7　肘揉法

❀ 动作要领

① 应以肢体的近端带动远端做小幅度的环旋揉动。如用前臂带动腕、掌做掌揉法。

② 着力部位要吸定于治疗部位，并带动深层组织。

③ 压力要均匀，动作要协调且有节律。

④ 揉动的幅度要适中，不宜过大或过小。

❀ 功效

揉法是缓解肌肉痉挛、消除疲劳的重要手法，也可以缓解损伤部位的疼痛，用于腹部有调理胃肠功能的作用。

应用

指揉法主要用于穴位；掌揉法主要用于腰背、腹部；鱼际揉法多用于头面部；掌根揉法、前臂揉法、肘揉法主要用于腰骶部、臀部。

注意事项

着力部位应吸附在治疗部位上，环旋揉动的幅度应适中，如果幅度过大或过小均会影响放松效果。

三、拿法

操作方法

拇指与其余四指对合呈钳形，施以夹力，以掌指关节的屈伸运动所产生的力，捏拿治疗部位，即捏、提、松的交替动作（图 6-8~ 图 6-9）。

图 6-8　拿肩井

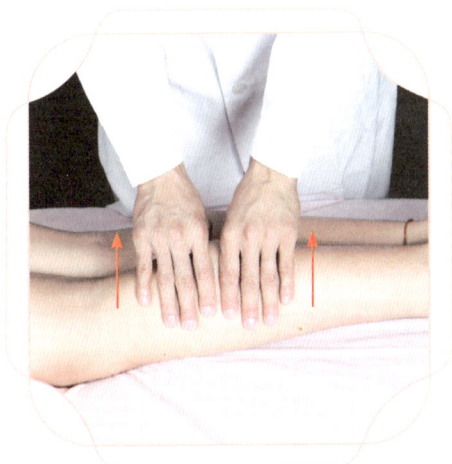

图 6-9　拿下肢后侧

动作要领

① 前臂放松，手掌空虚。

② 捏拿的方向要与肌腹垂直。

③ 动作要有连贯性。

④ 用力由轻到重，不可突然用力。

⑤ 应以掌指关节运动为主捏拿肌腹，指间关节不动。

✿ 功效

具有缓解肌肉痉挛，提高肌肉的兴奋性，消除疲劳的作用。

✿ 应用

多用于颈、肩、四肢、头部。

✿ 注意事项

指间关节不动，若指间关节运动，易造成掐的感觉，从而影响放松效果。

四、摩法

✿ 操作方法

❋ 掌摩法：受术者取仰卧位。操作者坐于右侧，以掌置于腹部，做环形而有节律的抚摩，亦称摩腹。在摩腹时，常按如下顺序进行：胃脘部→上腹→脐→小腹→右下腹，推至右上腹，推至左上腹，推至左下腹（图6-10）。

图6-10　掌摩法

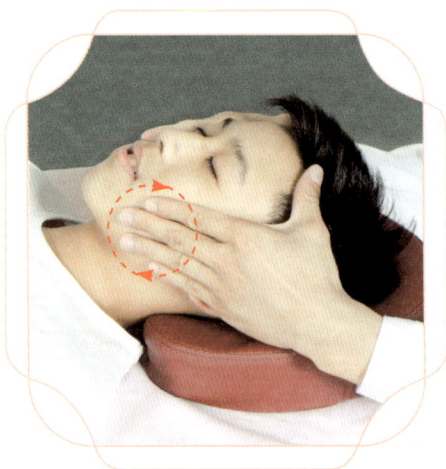

图6-11　指摩法

❋ 指摩法：以食指、中指、无名指、小指指腹附着在治疗部位上，做环形而有节律的抚摩。本法用于面部、胸部或穴位（图6-11）。

动作要领

①上肢及腕掌放松，轻放于治疗部位。

②前臂带动腕及着力部位做环旋活动。

③动作要缓和协调。

④用力宜轻不宜重，速度宜缓不宜急。

功效

调理胃肠功能、美容、保健。

应用

掌摩法主要用于腹部，能调理胃肠功能，预防术后肠粘连。若顺时针作用于腹部有通腹作用；若逆时针作用于腹部有涩肠作用。指摩法主要用于颜面、眼周及穴位，可用于治疗眼部疾病，也可用于美容、保健。指摩法作用于穴位时，根据不同的穴位有不同的治疗作用，如摩膻中，可宽胸理气，治疗胸闷、气喘、心悸等症。

注意事项

指摩法作用于颜面、眼周时常用一些供美容使用的按摩乳、磨砂膏，以保护皮肤并使得皮肤更具有活力。

五、拍法

操作方法

五指并拢且微屈，以前臂带动腕关节自由屈伸，指先落，腕后落；腕先抬，指后抬，虚掌拍打体表。可单手拍也可双手拍。在腰骶部操作时，应在两手交替作用于腰骶交界区。在背部操作时应嘱受术者采用坐位，单掌拍背部两侧（图6-12~图6-13）。

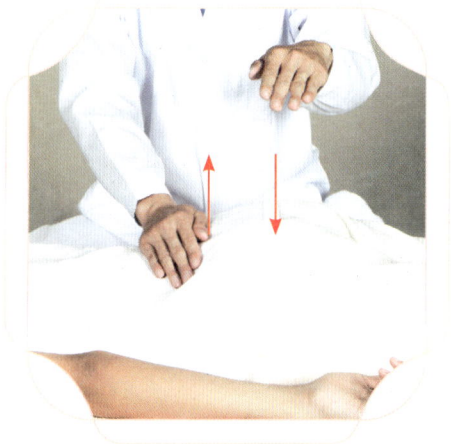

图6-12　拍腰骶

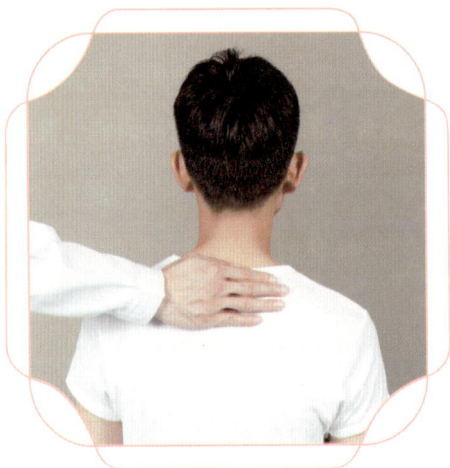

图 6-13　拍背部

❖ 动作要领

①虚掌拍打受术者体表。

②腕关节、肘关节放松，肘关节带动腕关节自由屈伸。

③在做拍法时应有节律。

❖ 功效

具有振击脏腑、行气、活血、止痛的作用。

❖ 应用

用于腰骶部、背部。作用于腰骶部时可治疗部分腰痛、颈椎病、痛经等；作用于背部可祛痰止咳。

❖ 注意事项

应注意虚掌拍打，以免产生疼痛。

六、搓法

❖ 操作方法

❀ 掌搓法：以两手夹住肢体，相对用力，做相反方向的快速搓动，同时上下往返移动。掌搓法主要用于四肢、胸胁部（图 6-14）。

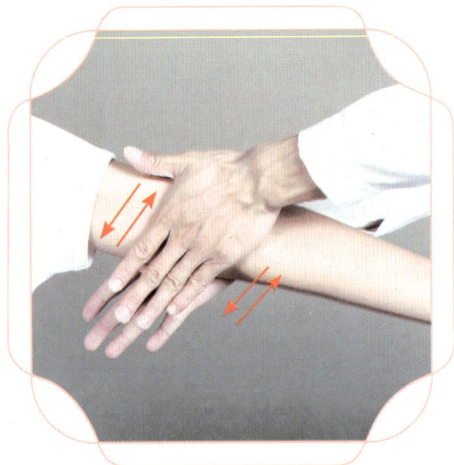

图 6-14　掌搓法

虎口搓法：以两手虎口及食指置于颈肩部快速搓动，本法用于颈肩部。虎口搓法主要用于颈肩部（图6-15）。

图6-15　虎口搓法

动作要领

①用力要对称。

②搓动要快，移动要慢。

功效

具有舒理肌筋、调和气血的作用。

应用

多用于治疗结束时。

注意事项

用力应沉稳，移动速度要慢，操作时要调整好呼吸。

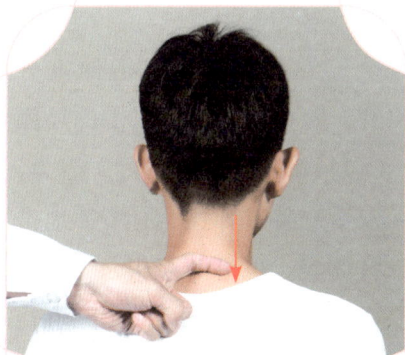

图6-16　刮法

七、刮法

操作方法

以食指中节的桡侧在受术者体表进行单方向的刮称刮法，亦可用刮板（可用穿山甲片、牛角制成的刮板，古时也用钱币）在受术者体表做刮法（图6-16）。

❀ **动作要领**

用力要轻，范围要大，时间要长。

❀ **功效**

发汗、镇静、止痛。

❀ **应用**

用于治疗感冒、发热、神昏、疼痛等。

八、击法

❀ **操作方法**

✿ 掌根击法：手指微屈，腕略背伸，以掌根着力，有弹性、有节律地击打体表。本法用于腰背部（图6-17）。

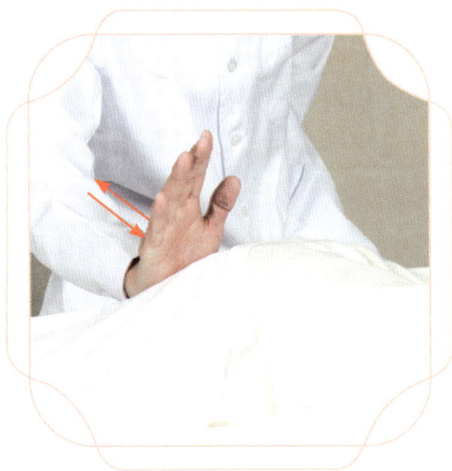

图6-17　掌根击法

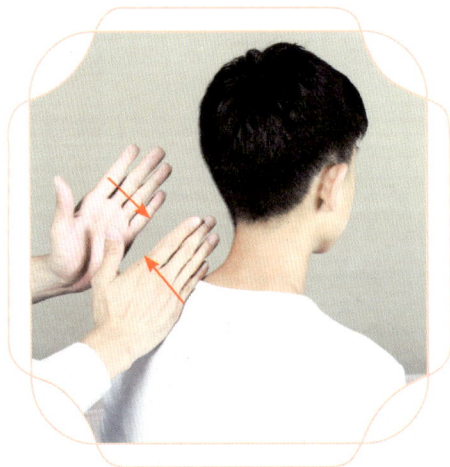

✿ 侧击法：五指伸直分开，腕关节伸直，以手的尺侧（包括第5指和小鱼际）着力，双手交替有弹性、有节律地击打体表。也可两手相合，同时击打施治部位。本法用于颈肩、腰背及下肢后侧（图6-18）。

图6-18　侧击法

指尖击法：两手五指屈曲，以指端偏向指腹的部位着力，有弹性、有节律地击打受术者头部（图6-19）。

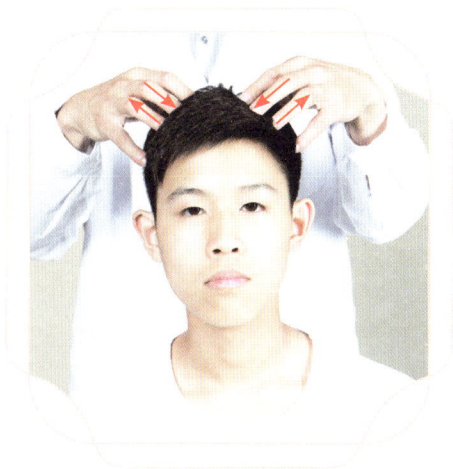

图6-19　指尖击法

动作要领

①无论哪种击法，腕关节都应放松并以肘关节地屈伸带动腕关节自由摆动，如此才能做到有弹性地击打。

②操作时应有一定节律，使受术者感到轻松舒适。

③若用两手做指尖击法，建议两手同时击打头顶或头两侧相对应的部位；交替击打在头部相近的部位。

功效

掌击法和侧击法可通过振动缓解肌肉痉挛，消除肌肉疲劳。指尖击法可开窍醒脑，改善头皮血液循环。

应用

掌击法、侧击法所产生的力应作用在肌肉层；指尖击法产生的力应作用于头皮和头皮下。击法多用在治疗结束时。

注意事项

应因人、因部位选择击法的种类，同时也应该注意保护皮肤。

九、擦法

❀ 操作方法

❀ 掌擦法：用掌着力于施治部位，做往返直线快速擦动。掌擦法主要用于腰骶、四肢、肩部（图 6-20）。

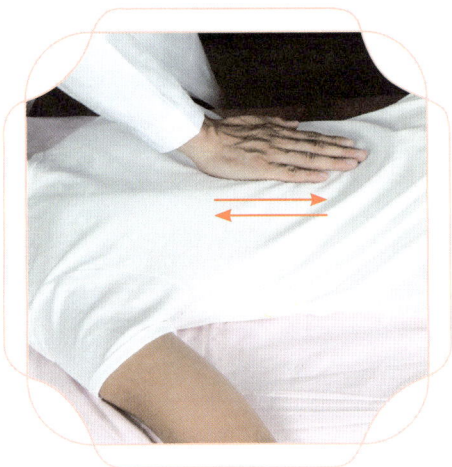

图 6-20　掌擦法

❀ 侧擦法：用手的尺侧着力于施治部位，做往返直线快速擦动。侧擦法主要用于腰骶、肩背及四肢（图 6-21）。

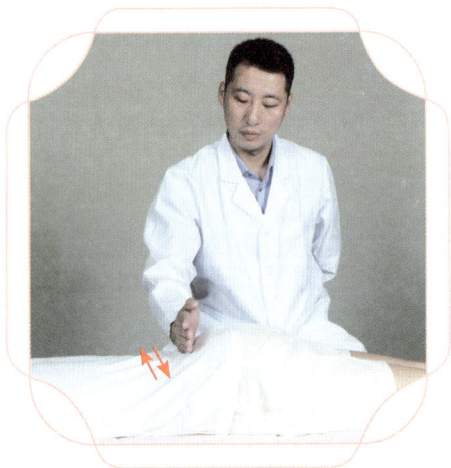

图 6-21　侧擦法

❀ 鱼际擦法：用大鱼际着力于施治部位，做往返直线快速擦动。鱼际擦法主要用于上肢及颈肩部（图 6-22）。

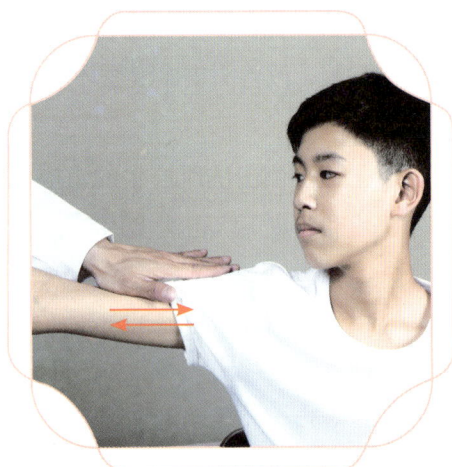

图 6-22　鱼际擦法

动作要领

①无论上下擦，还是左右擦，都应沿直线往返操作，不可歪斜。

②着力部位要紧贴皮肤，压力要适中。

③动作要连续，速度要均匀且快，往返距离尽量拉长。

④在做擦法时，操作者应面向施术部位，另一手轻轻固定或扶住受术者以助力。

功效

本法可温通经络，调理寒性疾病。

应用

掌擦法接触面积大，产热低且慢；侧擦法接触面积小，产热高且快；鱼际擦法接触面积小，产热较快。

注意事项

①治疗部位应充分暴露。

②治疗部位应涂适量润滑剂，如按摩乳、松节油等。

③本法多用在治疗的最后。

④在施用本法时操作者要注意自然呼吸，不要憋气。

十、推法

操作方法

❀ 掌推法：用掌着力于治疗部位上，进行单方向的直线推动。多用于背部、胸腹部、季肋部、四肢部（图6-23）。

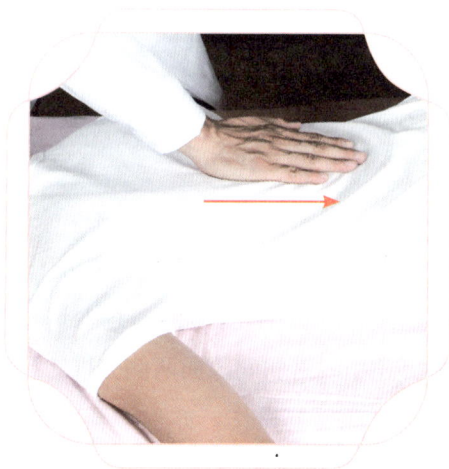

图6-23 掌推法

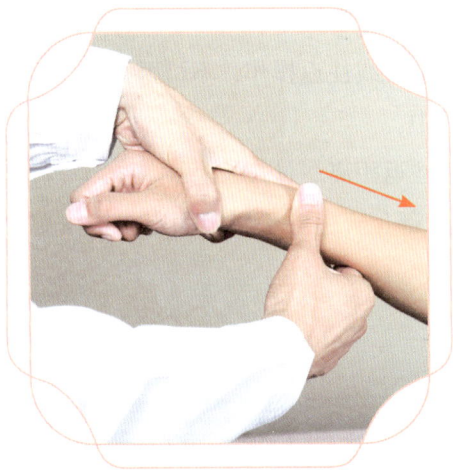

图 6-24 指推法

❋ **指推法**：用指着力于治疗部位上，进行单方向的直线推动。用于肌腱、腱鞘、骨缝部位（图6-24）。

图 6-25 拇指分推法

❋ **拇指分推法**：以两手拇指从中间分别向两侧推动。在前额部操作时，操作者坐于头侧，以两手拇指的桡侧置于印堂，自印堂经前额正中线向两旁分推至太阳，如此反复操作。（图6-25）。

❋ **十指分推法**：受术者取仰卧位。操作者站于侧方或头侧，十指微屈，自胸部正中线沿肋间隙向两侧分推，如此反复操作，亦称"开胸顺气"（图6-26）。

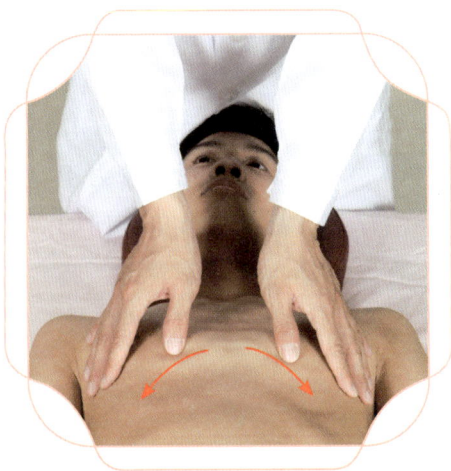

图 6-26 十指分推法

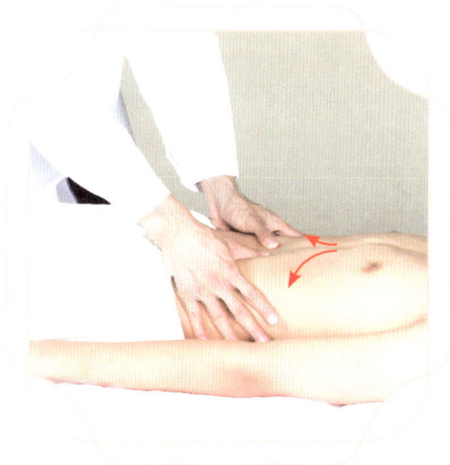

图 6-27 鱼际分推法

鱼际分推法：受术者取仰卧位。操作者站于侧方，以两手拇指及大鱼际着力于腹部，自腹部正中线沿肋弓向两侧分推，如此反复操作（图 6-27）。

动作要领

①着力部位要紧贴皮肤，压力适中，做到轻而不浮，重而不滞。

②速度要均匀。

③掌推法应手指在前，掌根在后。

④非两侧同时操作时，应用单手推。

功效

具有通经活络的作用，治疗经络闭阻引起的症状，如恶心、呕吐、咳嗽、腹胀；促进静脉血液回流，治疗静脉曲张；化瘀消肿，治疗损伤引起的瘀血肿痛。

应用

应用推法时应参考气血流行、经络循行方向推动，如胃气上逆引起的呕吐或肝气郁结引起的腹胀，应从上向下推。治疗下肢静脉曲张应从肢体远端向近端推，以促进静脉血液回流。治疗肢体肿痛亦应从远端推向近端。

注意事项

压力要适中，方向要正确。

十一、捏法

❁ 操作方法

❋ **三指捏法**：两手腕关节略背伸，拇指横抵于皮肤，食中两指屈曲置于拇指前方的皮肤处，以拇食中三指捏拿肌肤，两手边捏边交替前进（图6-28）。

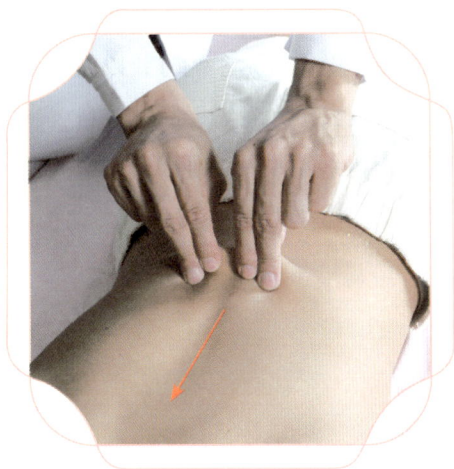

图 6-28 三指捏法

❋ **二指捏法**：两手腕关节略尺偏，食指中节桡侧横抵于皮肤，拇指置于食指前方的皮肤处，以拇食两指捏拿皮肤，边捏边交替前进（图6-29）。

图 6-29 二指捏法

❁ 动作要领

①沿直线捏，不要歪斜。

②捏拿皮肤松紧要适宜。

❁ 功效

具有调节脏腑生理功能的作用。

❁ 应用

在儿科推拿中，大椎至长强称为"脊柱"，因此在此部位操作称为"捏脊"，因主要用于治疗疳积，所以也称为"捏积"。捏脊不仅用于儿童，也可用于成人，有很好的调理胃肠功能、促进消化吸收、提高抵抗力的作用。捏脊对失眠有一定效果。捏脊方向为自下而上，从臀裂至颈部大椎穴。一般捏 3~5 遍，以皮肤微微发红为度。在捏最后一遍时，常捏三下，向上提一次，称为"捏三提一"，目的在于加大刺激量。除捏背部督脉以外，还可捏背部两侧足太阳膀胱经。

注意事项

①捏拿肌肤松紧要适宜。

②应避免肌肤从手指间滑脱。

③应沿直线捏，不要歪斜。

杏林·董奉

第七章

推拿保健，未病先防

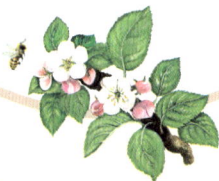

醒脑明目法

中医认为"脑为髓之海"，脑居颅内，由髓汇集而成。"脑为元神之府"，元神由先天元气充养，藏于脑中，所以脑主宰一切生命活动，人的精神、意识和思维活动，都和脑有一定关系。因为目居于头部，需要依赖脑髓的濡养，才能发挥视的感觉功能。头部是人全身阳经汇聚的地方，所以醒脑明目法，针对神疲乏力、目涩等，通过点揉头部的百会穴、神庭穴等，可以振奋阳气使人神清气爽；点揉睛明穴、攒竹穴、鱼腰穴等，能改善眼睛周围的经络气血运行，缓解视疲劳、干涩，消除眼痛和明目的作用；点揉太阳穴，具有止痛、醒脑的作用。

1 分推前额

用两手拇指，自眉头向眉梢分推，逐渐往上移动，至前额发际线（图7-1）。

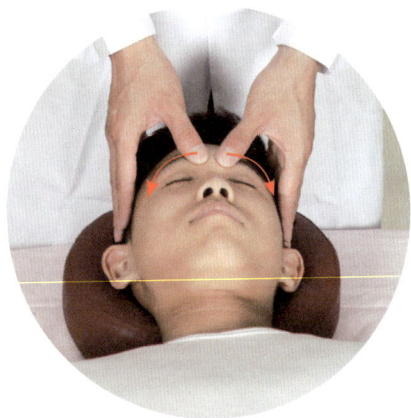

2 点揉穴位

睛明、攒竹、鱼腰、丝竹空、太阳、四白、阳白、头维、神庭、百会。

图7-1 分推前额

晴明：在面部，目内眦内上方眶内侧壁凹陷中（图7-2）。

攒竹：在面部，眉头凹陷中，额切迹处（图7-2）。

鱼腰：在头部，瞳孔直上，眉毛中（图7-2）。

丝竹空：在面部，眉梢凹陷中（图7-2）。

太阳：在头部，当眉梢与目外眦之间，向后约1横指的凹陷中（图7-2）。

四白：在面部，眶下孔处（图7-2）。

阳白：在头部，眉上1寸，瞳孔直上（图7-2）。

头维：在头部，额角发际直上0.5寸，头正中线旁开4.5寸（图7-2）。

神庭：在头部，前发际正中直上0.5寸（图7-2）。

百会：在头部，前发际正中直上5寸（图7-2）。

图7-2 点揉穴位

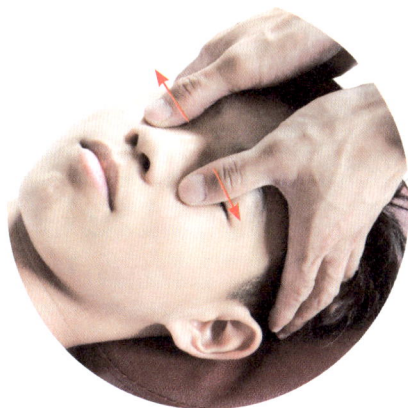

图7-3 轻刮眼眶

③ 轻刮眼眶

两手拇指置于鼻旁，轻刮至眼眶外侧缘（图7-3）。

图 7-4 扫散少阳

④ 扫散少阳

手指弯曲，沿头皮两侧来回轻轻快速扫散（图7-4）。

⑤ 点揉风池

以拇指、食指放于颈后两侧风池穴，做轻柔缓和的点揉法（图7-5）。

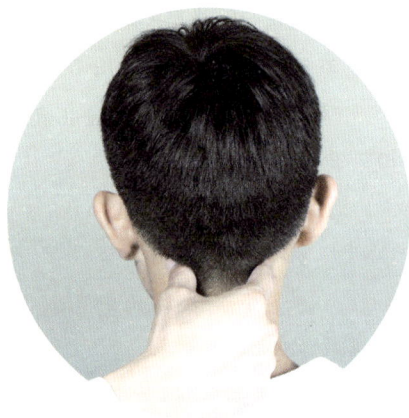

图 7-5 点揉风池

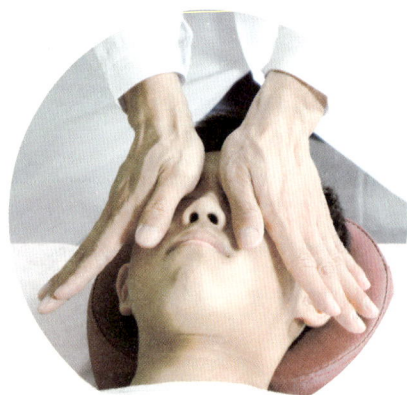

⑥ 摩掌熨目

将两手掌摩擦生热后，迅速覆盖于眼眶，注意手指尽量不触碰面部，手掌也不要对眼球产生压力，仅仅接触眼眶，导热即可（图7-6）。

图 7-6 摩掌熨目

安神益智法

中医认为心主神志，或称为心主神明。安神益智中的神有广义和狭义之分，广义的神是指整个人体生命活动的外在表现；狭义的神，指心所主的神志，是指人的精神、意识、思维活动等。由于人的精神、意识不仅仅是人体生理功能的重要组成部分，而且又能影响整个人体生理功能的协调平衡。安神益智中的智指的是大脑的功能，包括思维、智力等各方面功能，安神益智法，针对心烦、失眠、记忆力差等症状，可点揉印堂穴、四神聪穴、百会穴等，起到安神宁心益智的作用。

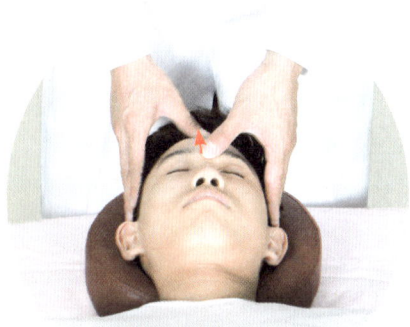

❶ 轻抹前额

两手拇指交替，沿印堂分别轻抹至前额发际神庭穴，力量宜柔和，速度宜轻快（图7-7）。

图 7-7　轻抹前额

❷ 揉捻坎宫

两手拇指、食指将眉毛部位皮肤拿捏起来，上下揉捻，并自眉头向眉梢缓慢移动（图7-8）。

图 7-8　揉捻坎宫

3 **点揉穴位**

印堂、太阳、神庭、头维、百会、四神聪。

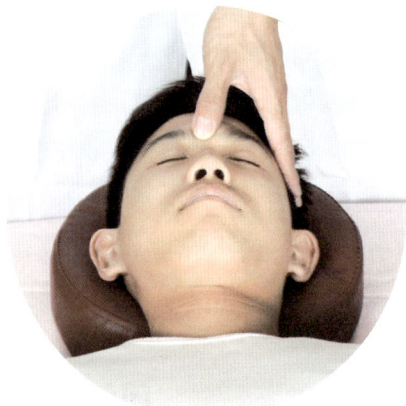

印堂：在头部，两眉毛内侧端中间的凹陷中（图7-9）。

图7-9　点揉印堂

太阳：在头部，当眉梢与目外眦之间，向后约1横指的凹陷中（图7-10）。

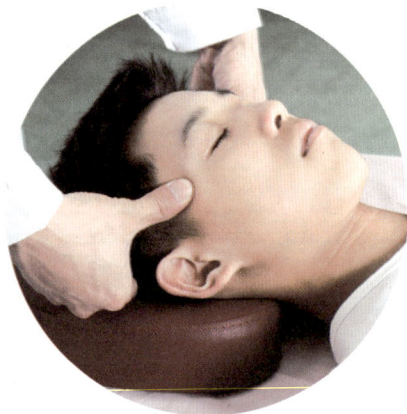

图7-10　点揉太阳

神庭：在头部，前发际正中直上0.5寸（图7-11）。

图7-11　点揉神庭

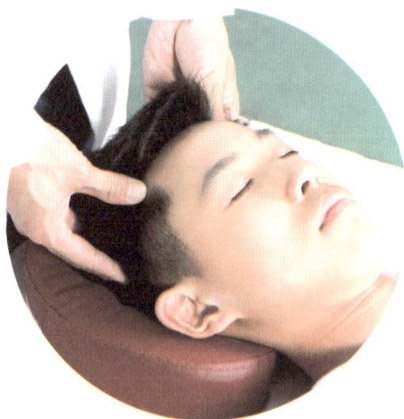

图 7-12　点揉头维

头维：在头部，额角发际直上 0.5 寸，头正中线旁开 4.5 寸（图 7-12）。

百会：在头部，前发际正中直上 5 寸（图 7-13）。

四神聪：在头部，百会前后左右各旁开 1 寸（图 7-14）。

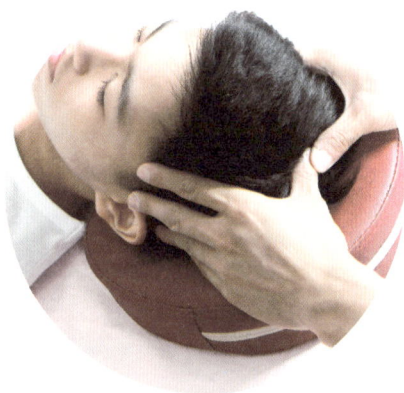

图 7-13　点揉百会

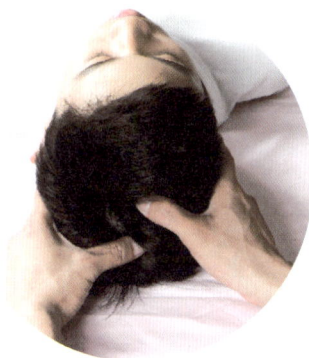

图 7-14　点揉四神聪

4 梳头栉发

四指弯曲，用指端接触头皮，沿前发际向后做单方向的梳头动作（图7-15）。

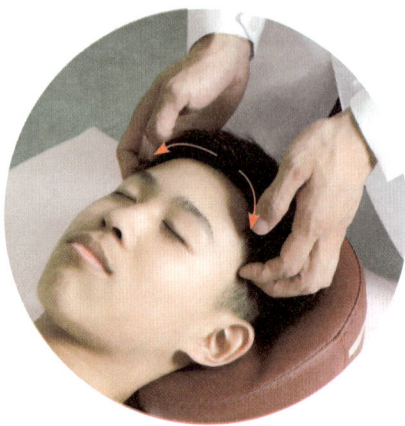

图7-15 梳头栉发

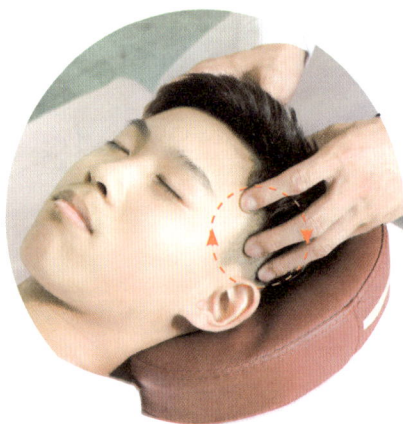

图7-16 拿揉头皮

5 拿揉头皮

两手五指用力，拿住头皮后，做环旋揉动，注意各手指与头皮之间不可有摩擦（图7-16）。

6 推擦耳根

以食指、中指缝隙，夹住耳朵根部，做上下快速擦动，注意速度宜快，力量宜轻（图7-17）。

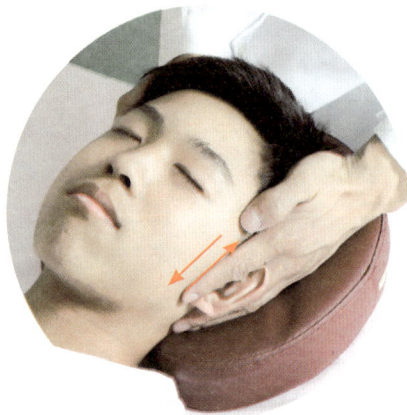

图7-17 推擦耳根

健脾和胃法

脾位于中焦，在膈之下，人体的消化运动，主要依赖于脾和胃的生理功能。脾主运化，运，即转运输送；化，即消化吸收，所以脾具有把水谷化为精微，并将精微物质输送至全身的功能。胃主受纳水谷，受纳，是接受和容纳的意思，饮食入口，容纳于胃，经过胃的消化后，其精微经过脾的运化而营养全身。健脾和胃法，针对脾胃虚弱、脾胃不和，通过点揉中脘、足三里、脾俞、胃俞穴等，达到补益脾气、调和脾胃之气。

❶ 顺时针摩腹

操作者坐于受术者右侧，以右手放置于受术者腹部，沿顺时针方向做轻柔缓和的摩法（图7-18）。

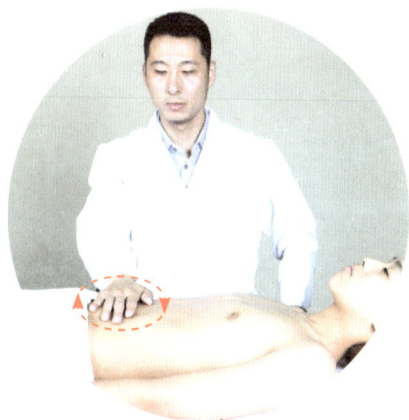

图 7-18　顺时针摩腹

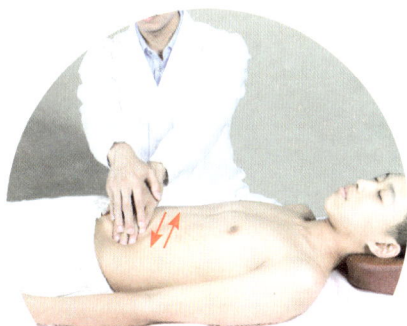

❷ 推荡腹部

操作者坐于受术者右侧，两手掌重叠，置于受术者腹部腹直肌两侧，做来回有节律的推荡手法。注意操作时力量需达到脏腑层次，但速度宜慢（图7-19）。

图 7-19　推荡腹部

③ 分推腹阴阳

操作者两手拇指放于受术者腹部剑突下方，沿肋弓向两边推动，力量宜轻，速度宜快（图7-20）。

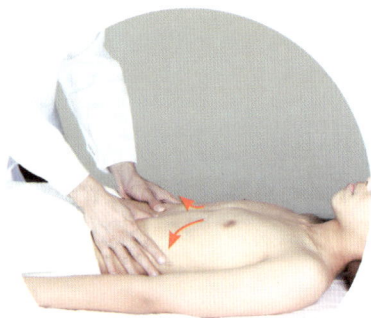

图7-20 分推腹阴阳

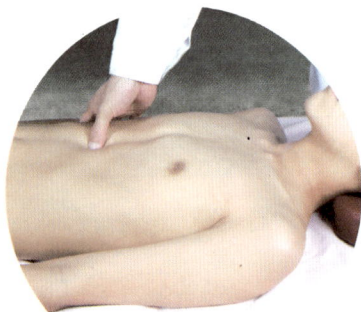

图7-21 点揉中脘

④ 点揉穴位

中脘、足三里、三阴交。

中脘：在上腹部，脐中上4寸，前正中线上（图7-21）。

足三里：在小腿外侧，犊鼻下3寸，胫骨前嵴外1横指处（图7-22）。

三阴交：在小腿内侧，内踝尖上3寸，胫骨内侧缘后际（图7-23）。

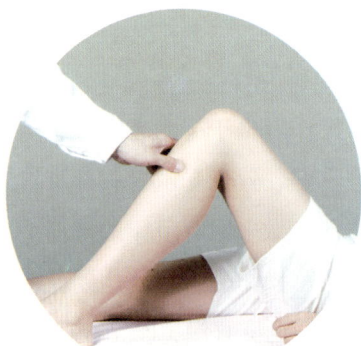

图7-22 点揉足三里

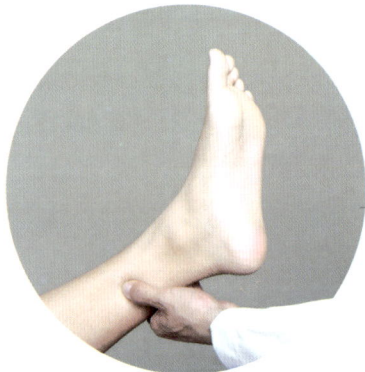

图7-23 点揉三阴交

养心保肺法

　　心，称之为"君主之官"，主宰生命活动。心主血脉，指运行在脉中的血液，依赖于心气的推动而循环于周身，发挥其濡养的作用。心气充沛，血液充盈、脉道通畅，血液才能在脉内正常的运行不息，营养全身；肺主一身之气，肺有规律地一呼一吸，对全身之气的升降出入运动起着重要调节作用。肺具有辅心行血的作用，即全身的血液，都通过经脉而会聚于肺，通过肺的呼吸功能，进行气体交换，然后再运输到全身。养心保肺法，针对心气不足、肺气失宣，点揉肺俞、心俞、定喘穴等，达到养心通宣理肺的作用。

❶ 指摩膻中

　　以手指放于膻中穴，做轻柔缓和的环旋摩法（图7-24）。

膻中：在胸部，横平第4肋间隙，前正中线上（图7-24）。

图7-24　指摩膻中

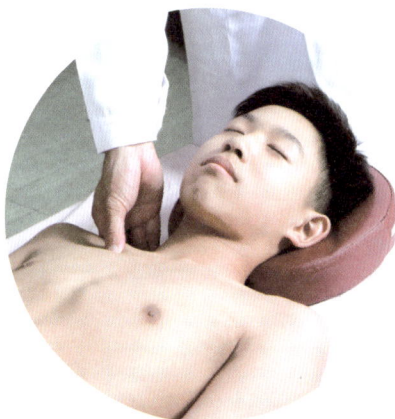

❷ 点揉穴位

气户、手三里、神门、足三里。

气户：在胸部，锁骨下缘，前正中线旁开4寸（图7-25）。

图7-25　点揉气户

图 7-26　点揉手三里

手三里：在前臂，肘横纹下 2 寸，阳溪与曲池连线上（图 7-26）。

神门：在腕前区，腕掌侧远端横纹尺侧端，尺侧腕屈肌腱的桡侧缘（图 7-27）。

足三里：在小腿外侧，犊鼻下 3 寸，胫骨前嵴外 1 横指处（图 7-28）。

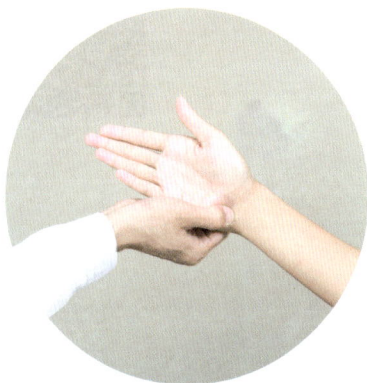

图 7-27　点揉神门

图 7-28　点揉足三里

❸ 横擦肩背

以手掌放于受术者肩背部位，做左右方向来回地擦动（图 7-29）。

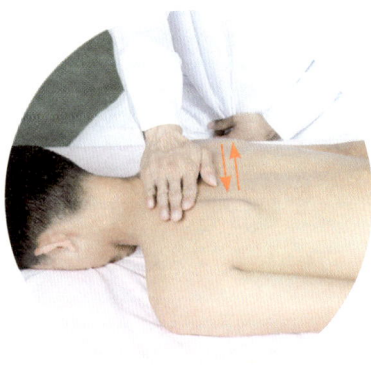

图 7-29　横擦肩背

❹ 点揉穴位

定喘、肺俞、心俞。

定喘：在脊柱区，横平第7颈椎棘突下，后正中线旁开0.5寸（图7-30）。

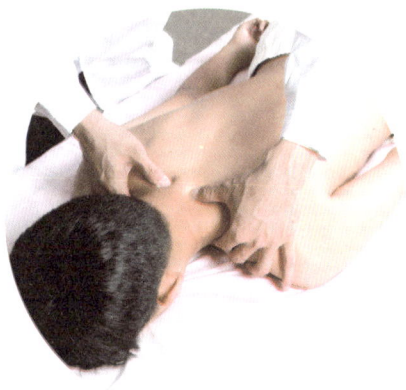

图7-30　点揉定喘

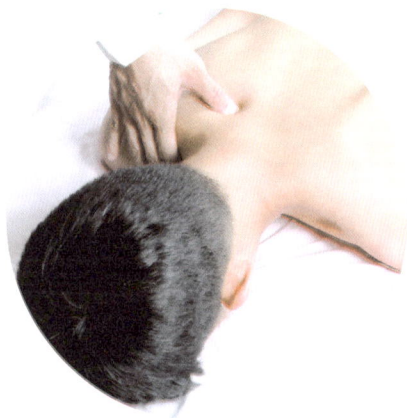

肺俞：在脊柱区，第3胸椎棘突下，后正中线旁开1.5寸（图7-31）。

图7-31　点揉肺俞

心俞：在脊柱区，第5胸椎棘突下，后正中线旁开1.5寸（图7-32）。

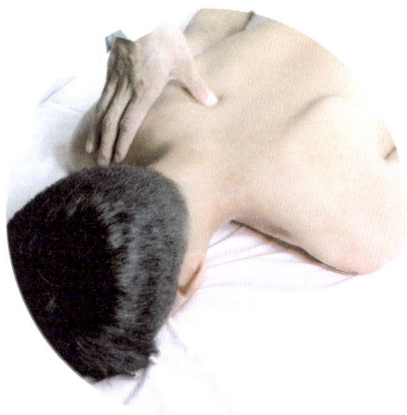

图7-32　点揉心俞

疏肝解郁法

中医肝的概念和功能不只是西医上所说的肝脏这个器官和功能，中医的肝主疏泄，疏即疏通，泄即发泄。肝的疏泄功能对气升降出入之间的平衡协调，起着调节作用；肝主藏血，指肝具有贮藏血液和调节血量的生理功能。肝的属性是"木"，木具有生长、升发、条达、舒畅等作用，所以如果肝火旺就会易怒，如果忧虑就会抑郁，导致体内气机不畅。疏肝解郁法，即针对肝气郁结，可点揉太冲、足三里等穴，使肝气条达。

1 **轻摩肋弓**

操作者将两手放于受术者两侧肋弓部位，做轻柔缓和的环旋摩法（图7-33）。

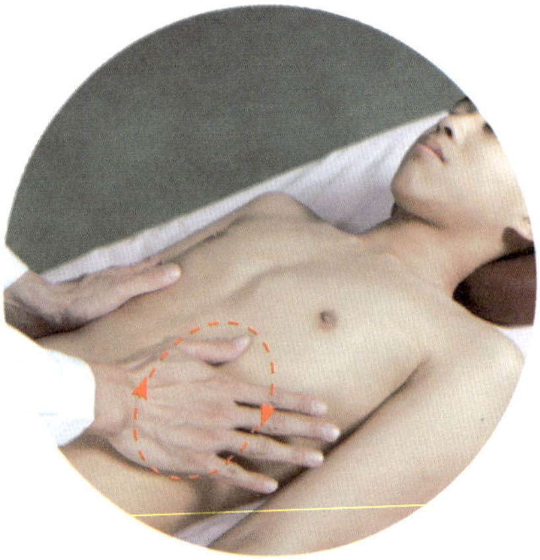

图 7-33 轻摩肋弓

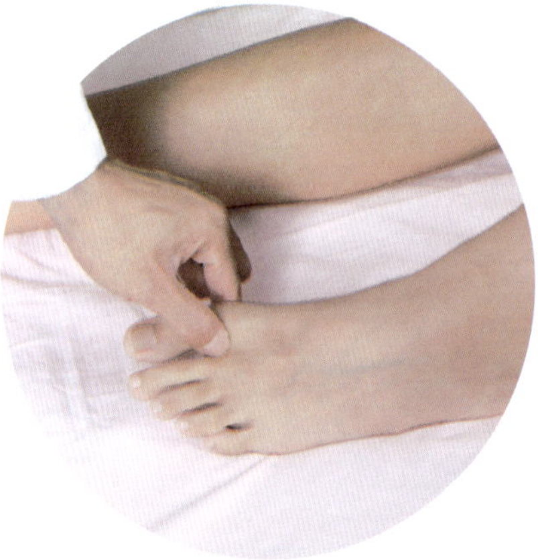

2 **点揉穴位**

行间、太冲、足三里。

行间：在足背，第1、2趾间，趾蹼缘后方赤白肉际处（图7-34）。

图 7-34 **点揉行间**

太冲：在足背，第1、2跖骨间，跖骨底结合部前方凹陷中，或触及动脉搏动（图7-35）。

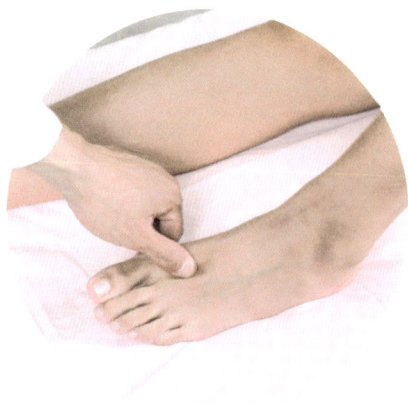

图7-35　点揉太冲

足三里：在小腿外侧，犊鼻下3寸，胫骨前嵴外1横指处（图7-36）。

图7-36　点揉足三里

强身健体法

中学生随着学习压力的不断加大，慢性、疲劳性疾患正逐渐影响中学生的身心健康。身心疾病的发生、发展、转归和防治与心理因素有着密切的关系。推拿按摩可以有效解除躯体和精神上两方面的疲劳。中医看来，人体与生俱来带有自强的"按钮"，即通过推拿按摩某些穴位，对强身健体有极大帮助。人体两条最大的经脉之一督脉以及脊柱两侧的经络与五脏六腑的关系极为密切。经常按摩可激发经络的疏通，气血运行，血脉流畅，滋养全身器官而健身；足与人体各部脏器密切联系，推擦涌泉穴，可补肾强体，调节阴阳平衡，进而达到防治疾病、健身健体之功效。

1 直推督脉

操作者以掌根放于患者背部，从颈根部沿督脉循行方向，向下作单方向的推动，注意操作时不可歪斜（图7-37）。

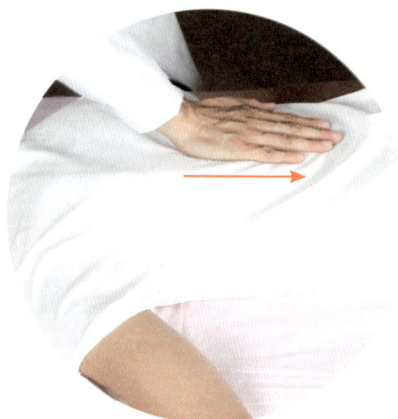

图 7-37　直推督脉

2 横擦腰骶

操作者以手掌的小指侧，放于受术者的腰骶部，做左右方向来回地擦动，速度要快，力量不需过重，注意最好直接在皮肤上操作，并且涂抹润滑的介质，如按摩乳、刮痧油等（图7-38）。

图 7-38　横擦腰骶

3 拿揉小腿

操作者以两手放于受术者小腿部，自上而下，做连续有节律的拿揉手法，并来回往返操作（图7-39）。

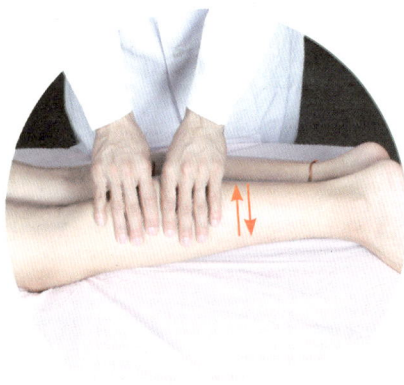

图 7-39　拿揉小腿

4 点揉穴位

百会、印堂、中脘、关元、足三里、三阴交。

百会：在头部，前发际正中直上5寸（图7-40）。

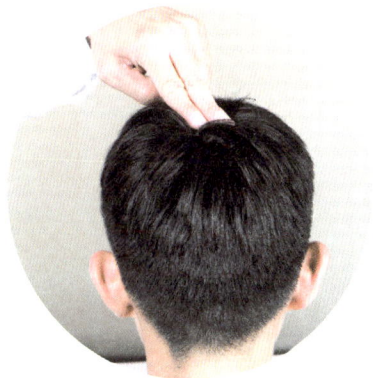

图7-40　点揉百会

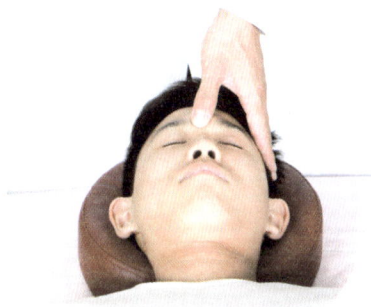

图7-41　点揉印堂

印堂：在头部，两眉毛内侧端中间的凹陷中（图7-41）。

中脘：在上腹部，脐中上4寸，前正中线上（图7-42）。

关元：在下腹部，脐中下3寸，前正中线上（图7-43）。

图7-42　点揉中脘

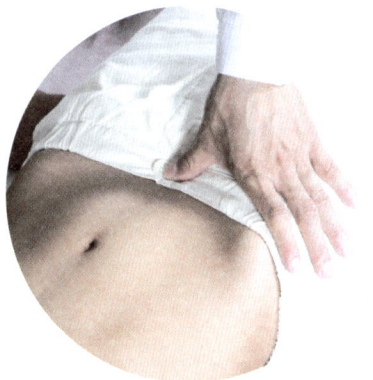

图7-43　点揉关元

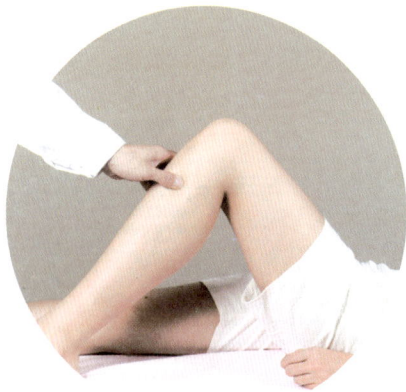

图 7-44　点揉足三里

足三里：在小腿外侧，犊鼻下 3 寸，胫骨前嵴外 1 横指处（图 7-44）。

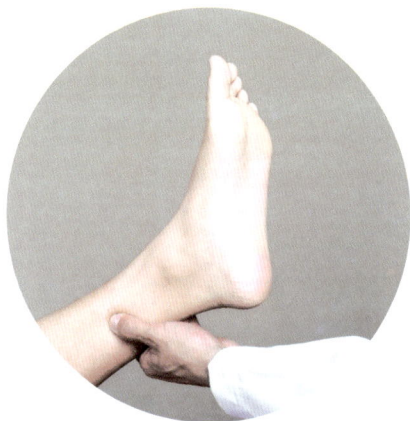

图 7-45　点揉三阴交

三阴交：在小腿内侧，内踝尖上 3 寸，胫骨内侧缘后际（图 7-45）。

5　推擦涌泉

操作者以手掌放于受术者涌泉穴，做来回快速地推擦手法，速度宜快，力量宜重，达到产热渗透的功效（图 7-46）。

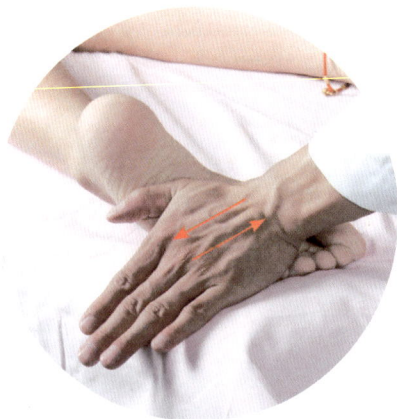

图 7-46　推擦涌泉

涌泉：在足底，屈足卷趾时足心最凹陷中；约当足底第 2、3 趾蹼缘与足跟连线的前 1/3 与后 2/3 交点凹陷中（图 7-46）。

减肥美容法

随着现代生活水平的提高，肥胖的人日益增多，运用中医点穴减肥的原理就是通过刺激穴位，让人感觉不到饥饿，实际上还是控制食量的摄入。通过按摩特定的穴位，调整特定区域的经络，从而调节五脏功能及内分泌系统等达到减肥的目的。通过按摩头部的下关、颊车等穴位，可以舒筋活络，促进血液循环，还有紧实脸部肌肤的功效，达到美容的功效。

① 轻抹前额

两手拇指交替，沿印堂分别轻抹至前额发际神庭穴，力量宜柔和，速度宜轻快（图 7-47）。

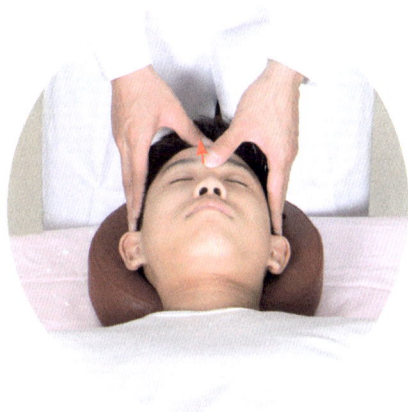

图 7-47 轻抹前额

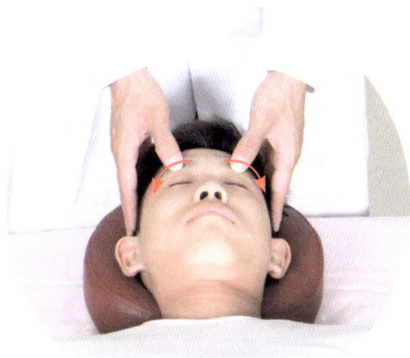

② 分推前额

用两手拇指，自眉头向眉梢分推，逐渐往上移动，至前额发际线（图 7-48）。

图 7-48 分推前额

3 指揉面部

操作者以除大指外四指，放于受术者面部，自下而上做轻柔缓和的揉法（图7-49）。

图7-49 指揉面部

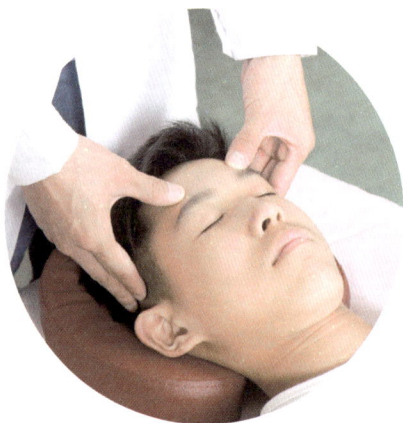

图7-50 点揉阳白

4 点揉穴位

阳白、印堂、丝竹空、太阳、颧髎、颊车、迎香、水沟、承浆、中脘、气海、血海、梁丘、阴陵泉、足三里、丰隆、三阴交。

阳白：在头部，眉上1寸，瞳孔直上（图7-50）。

印堂：在头部，两眉毛内侧端中间的凹陷中（图7-51）。

图7-51 点揉印堂

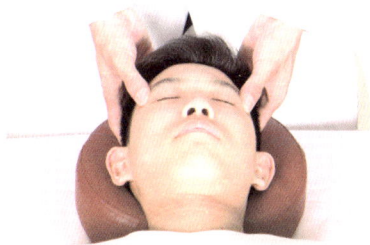

图 7-52　点揉丝竹空

丝竹空：在面部，眉梢凹陷中（图 7-52）。

太阳：在头部，当眉梢与目外眦之间，向后约 1 横指的凹陷中（图 7-53）。

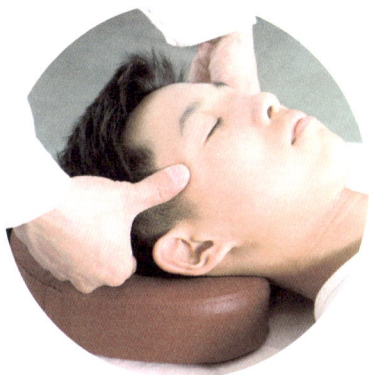

图 7-53　点揉太阳

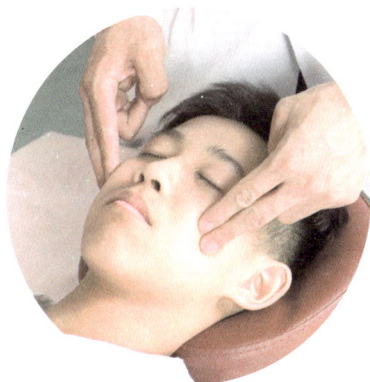

图 7-54　点揉颧髎

颧髎：在面部，颧骨下缘，目外眦直下凹陷中（图 7-54）。

颊车：在面部，下颌角前方，咬肌附着部的前缘凹陷中，面动脉搏动处（图 7-55）。

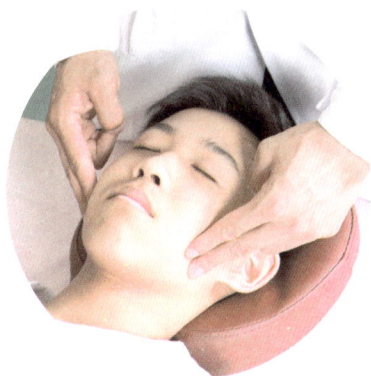

图 7-55　点揉颊车

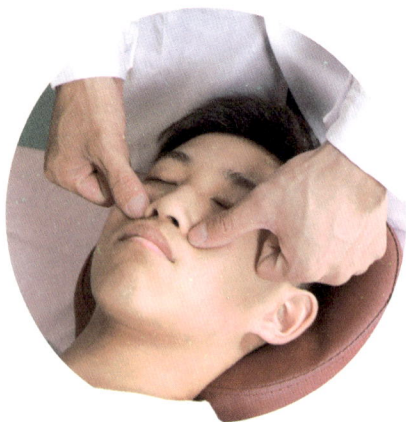

图 7-56　点揉迎香

迎香：在面部，鼻翼外缘中点旁，鼻唇沟中（图7-56）。

水沟：在面部，人中沟的上1/3与中2/3交点处（图7-57）。

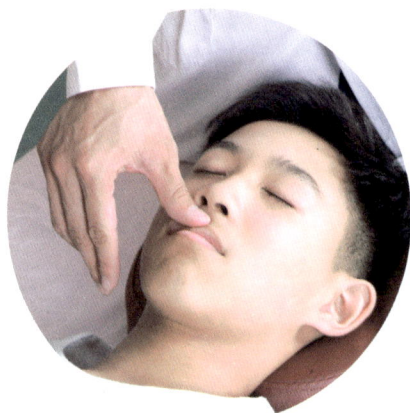

图 7-57　点揉水沟

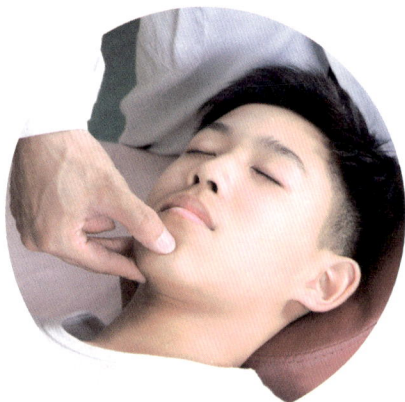

承浆：在面部，颏唇沟的正中凹陷中（图7-58）。

图 7-58　点揉承浆

图 7-59 点揉中脘

中脘：在上腹部，脐中上 4 寸，前正中线上（图 7-59）。

气海：在下腹部，脐中下 1.5 寸，前正中线上（图 7-60）。

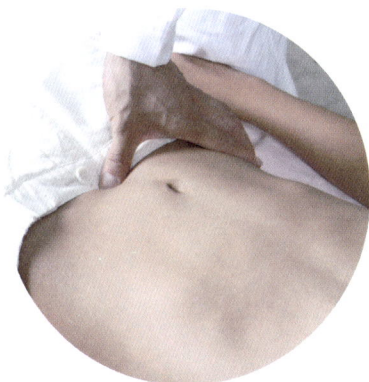

图 7-60 点揉气海

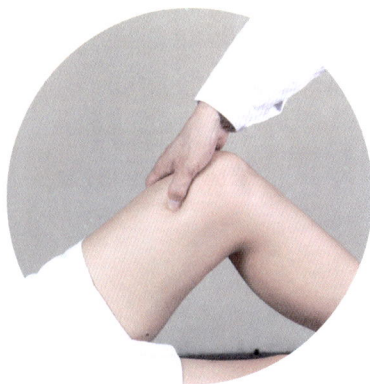

图 7-61 点揉血海

血海：在股前区，髌底内侧端上 2 寸，股内侧肌隆起处（图 7-61）。

梁丘：在股前区，髌底上 2 寸，股外侧肌与股直肌肌腱之间（图 7-62）。

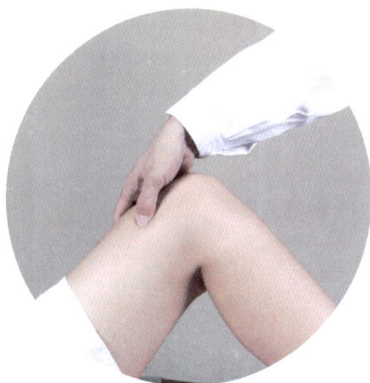

图 7-62 点揉梁丘

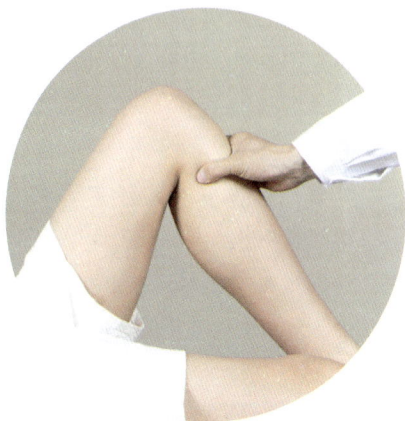

图 7-63　点揉阴陵泉

阴陵泉：在小腿内侧，胫骨内侧髁下缘与胫骨内侧缘之间的凹陷中（图 7-63）。

足三里：在小腿外侧，犊鼻下 3 寸，胫骨前嵴外 1 横指处（图 7-64）。

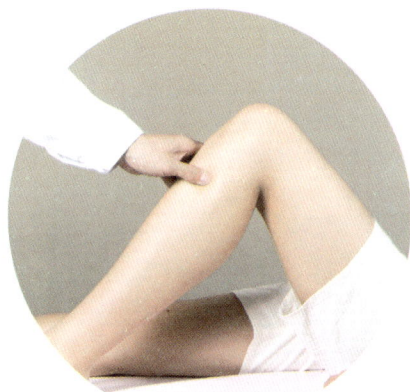

图 7-64　点揉足三里

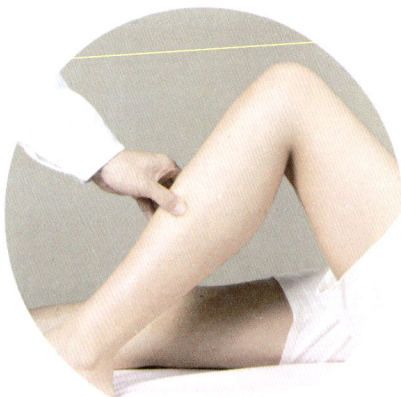

图 7-65　点揉丰隆

丰隆：在小腿外侧，外踝尖上 8 寸，胫骨前肌外缘，条口外侧 1 横指处（图 7-65）。

图 7-66　点揉三阴交

三阴交：在小腿内侧，内踝尖上 3 寸，胫骨内侧缘后际（图 7-66）。

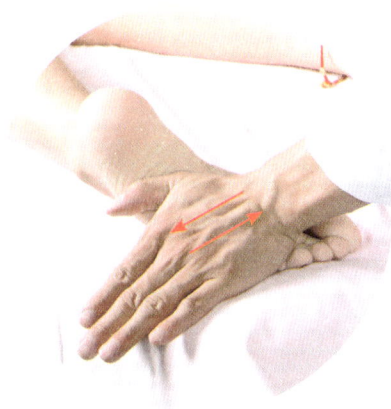

⑤　顺逆摩腹

操作者坐于受术者右侧，以右手放置于受术者腹部，沿顺时针方向做轻柔缓和的摩法，再沿逆时针方向做轻柔缓和的摩法（图 7-67）。

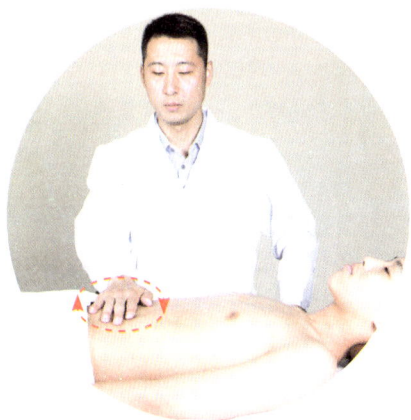

图 7-68　推擦涌泉

⑥　推擦涌泉

操作者以手掌放于受术者涌泉穴，做来回快速的推擦手法，速度宜快，力量宜重，达到产热渗透的功效（图 7-68）。

涌泉：在足底，屈足卷趾时足心最凹陷中；约当足底第 2、3 趾蹼缘与足跟连线的前 1/3 与后 2/3 交点凹陷中（图 7-68）。

图 7-67　顺逆摩腹

增高促长法

中医认为肾主骨、肝主筋、脾主肌肉四肢，青少年的增高与肝脾肾三脏有着密切关系。青少年的增高首先需要骨骼健康发育，而骨骼的健康发育取决于肾气是否旺盛，肾为先天之本；肝主筋，是说筋能维持主司运动的功能必须依赖肝血的滋养，只有肝血充盈，使筋膜得到濡养，从而维持正常的运动；脾胃为后天之本，气血生化之源，气血充足则肾精充足，肾精充足则骨髓充足，骨骼壮健。所以四肢、骨骼与肌肉的生长发育，与脾胃和肝肾功能的强弱有直接关系。增高促长法，就是通过按摩穴位、推拿经络来调节人体全身气血的运行，促使新陈代谢，利于骨骼发育。

① 直推督脉

操作者以掌根放于患者背部，从颈根部沿督脉循行方向，向下做单方向的推动，注意操作时不可歪斜（图7-69）。

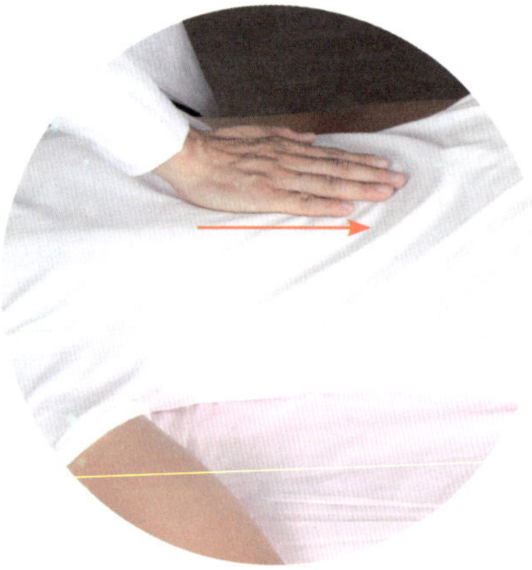

图 7-69　直推督脉

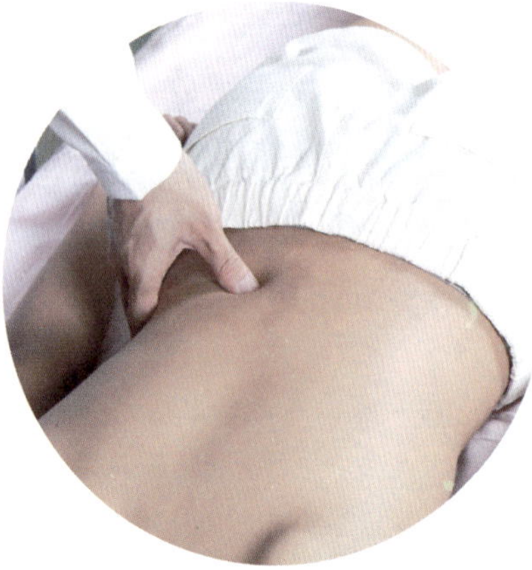

② 点揉肾俞

肾俞：在脊柱区，第2腰椎棘突下，后正中线旁开1.5寸（图7-70）。

图 7-70　点揉肾俞

③ 直推下肢后侧

操作者以掌根放于患者大腿后侧根部，从上往下作单方向的推动，直至足跟，注意操作时不可歪斜（图7-71）。

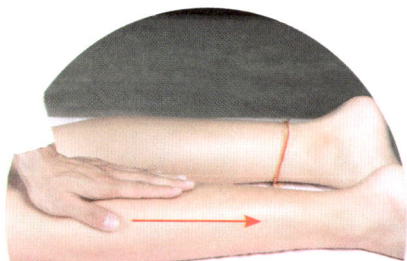

图 7-71 直推下肢后侧

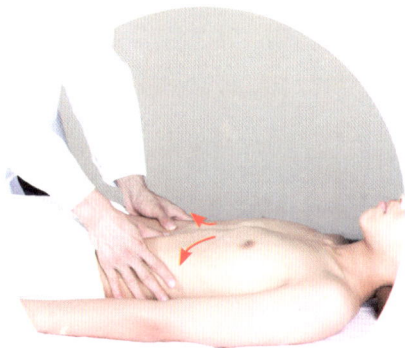

④ 分推腹阴阳

操作者两手拇指放于受术者腹部剑突下方，沿肋弓向两边推动，力量宜轻，速度宜快（图7-72）。

图 7-72 分推腹阴阳

⑤ 点揉穴位

中脘、气海、血海、阳陵泉、足三里、绝骨、三阴交、太溪、昆仑。

中脘：在上腹部，脐中上4寸，前正中线上（图7-73）。

图 7-73 点揉中脘

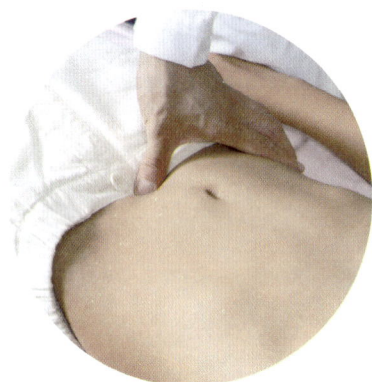

图 7-74　点揉气海

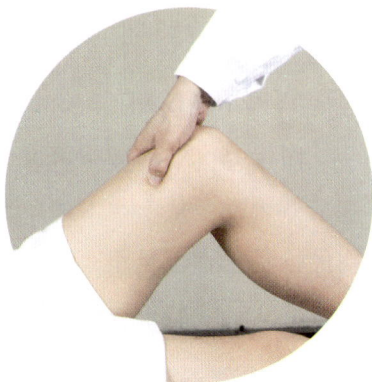

图 7-75　点揉血海

气海：在下腹部，脐中下 1.5 寸，前正中线上（图 7-74）。

血海：在股前区，髌底内侧端上 2 寸，股内侧肌隆起处（图 7-75）。

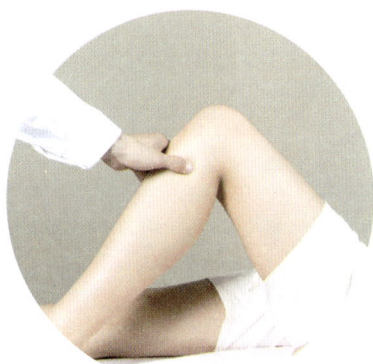

图 7-76　点揉阳陵泉

图 7-77　点揉足三里

阳陵泉：在小腿外侧，腓骨头前下方凹陷中（图 7-76）。

足三里：在小腿外侧，犊鼻下 3 寸，胫骨前嵴外 1 横指处（图 7-77）。

绝骨：在小腿外侧，外踝尖上3寸，腓骨前缘（图7-78）。

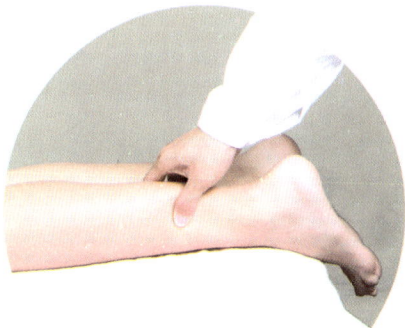

图 7-78　点揉绝骨

三阴交：在小腿内侧，内踝尖上3寸，胫骨内侧缘后际（图7-79）。

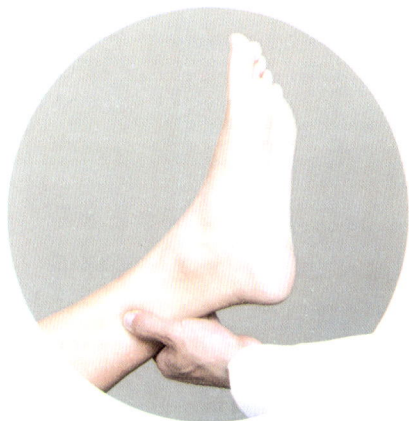

图 7-79　点揉三阴交

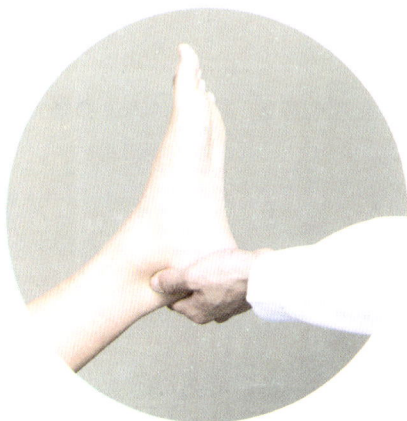

太溪：在足踝区，内踝尖与跟腱之间凹陷中（图7-80）。

图 7-80　点揉太溪

图 7-81　点揉昆仑

昆仑：在踝区，外踝尖与跟腱之间的凹陷中（图 7-81）。

6 推擦涌泉

操作者以手掌放于受术者涌泉穴，做来回快速的推擦手法，速度宜快，力量宜重，达到产热渗透的功效（图 7-82）。

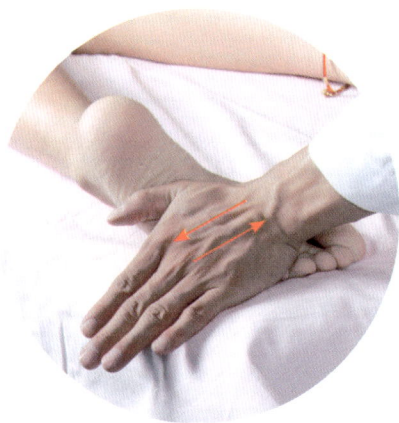

图 7-82　推擦涌泉

涌泉：在足底，屈足卷趾时足心最凹陷中；约当足底第 2、3 趾蹼缘与足跟连线的前 1/3 与后 2/3 交点凹陷中（图 7-82）。

第八章

即使生病也不怕

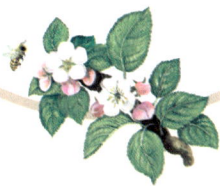

本章所指病症多为功能性病症，在施以手法前务必排除外伤、器质性损伤等原因后，在专业人员指导下再进行手法治疗。

一、外感症状

感冒

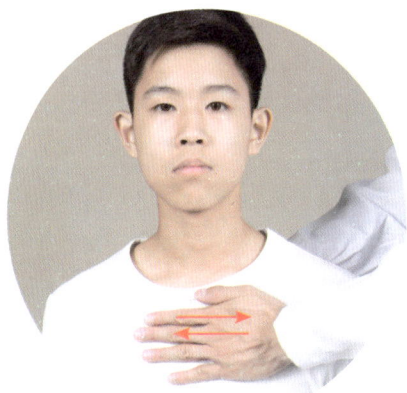

图 8-1　搓前胸后背

图 8-2　五指揉捏肩膀

用力均匀，用手掌搓前胸后背（图 8-1）。

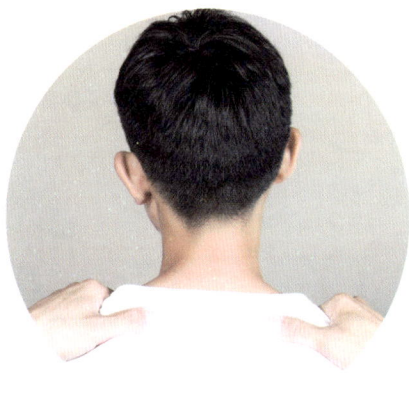

用五指拿揉肩膀 2~3 分钟（图 8-2）。

用五指拿揉颈部 2~3 分钟（图 8-3）。

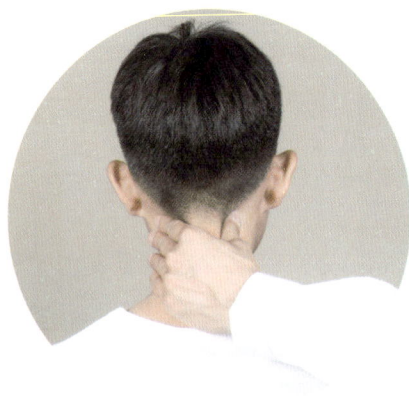

图 8-3　五指揉捏颈部

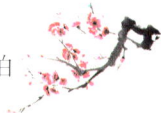

用手指点压大椎、风池、风府 1~2 分钟。

大椎：在脊柱区，第 7 颈椎棘突下凹陷中，后正中线上（图 8-4）。

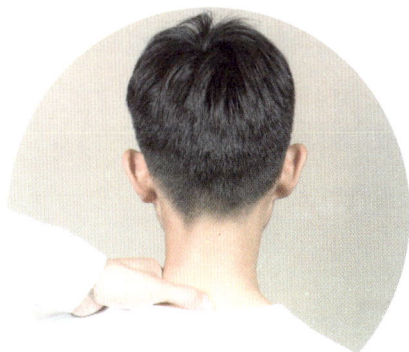

图 8-4　点压大椎

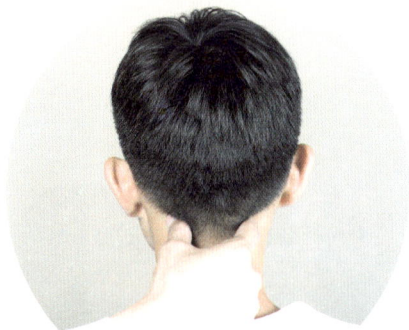

风池：在颈后区，枕骨直下，胸锁乳突肌上端与斜方肌上端之间的凹陷中（图 8-5）。

图 8-5　点压风池

风府：在颈后区，枕外隆突直下，两侧斜方肌之间凹陷中（图 8-6）。

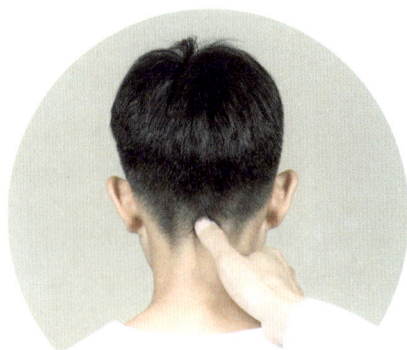

图 8-6　点压风府

用手指点压百会、印堂、攒竹、太阳 1~2 分钟。

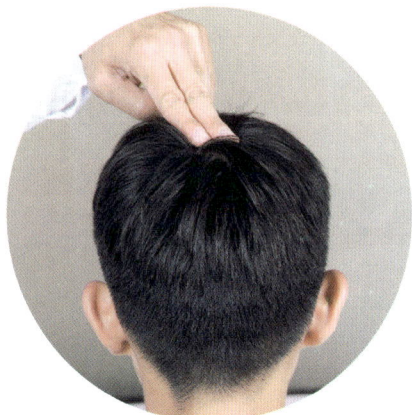

图 8-7　点压百会

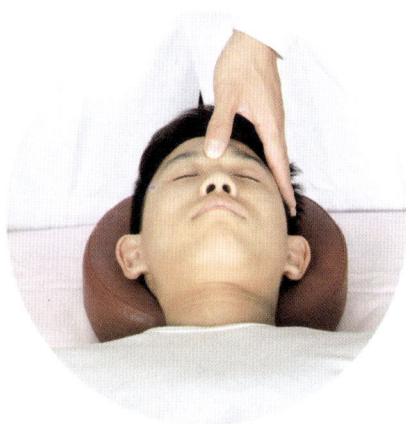

图 8-8　点压印堂

百会：在头部，前发际正中直上 5 寸（图 8-7）。

印堂：在头部，两眉毛内侧端中间的凹陷中（图 8-8）。

攒竹：在面部，眉头凹陷中，额切迹处（图 8-9）。

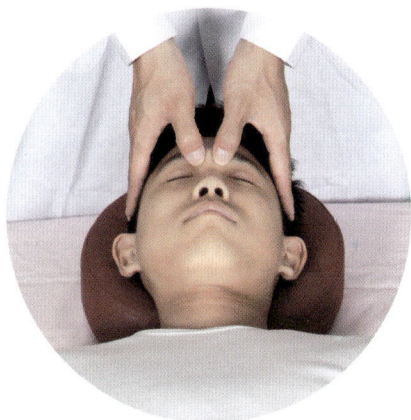

图 8-9　点压攒竹

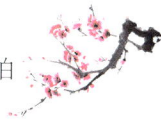

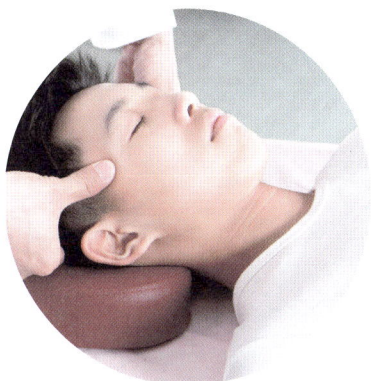

图 8-10　点压太阳

太阳：在头部，当眉梢与目外眦之间，向后约 1 横指的凹陷中（图 8-10）。

用手掌前后搓头两侧 2~3 分钟（图 8-11），两侧向上提头 10 次（图 8-12），用手掌适度拍打肩、背、头各 2~3 分钟（图 8-13）。

小贴士

感冒应注意避风，禁食生冷油腻。

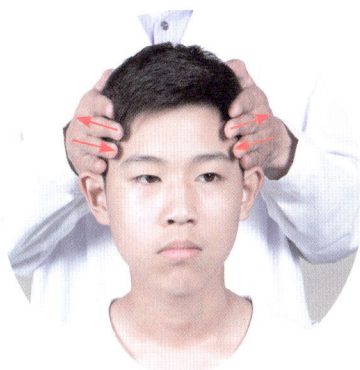

图 8-11　手掌前后搓头两侧

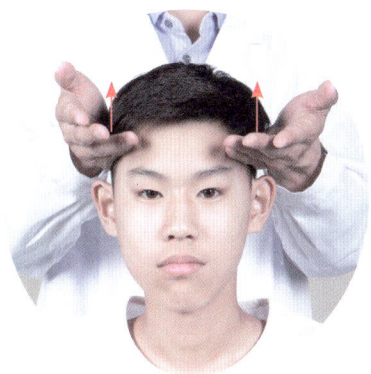

图 8-12　两侧向上提头

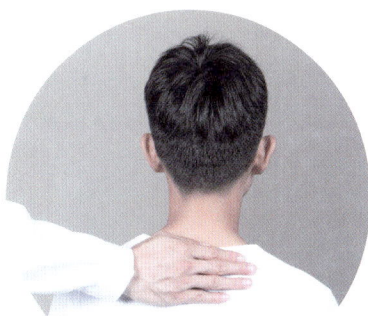

图 8-13　拍打肩背头

头痛

用力均匀，用手指点压大椎、风池、风府、印堂、太阳、承浆 1~2 分钟。

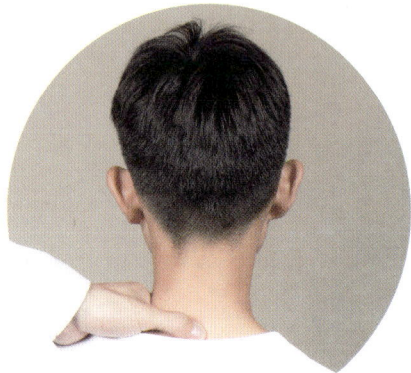

图 8-14　点压大椎

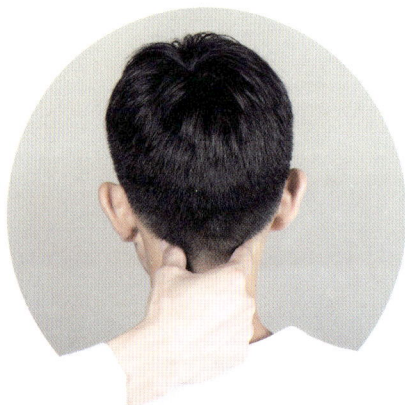

大椎：在脊柱区，第 7 颈椎棘突下凹陷中，后正中线上（图 8-14）。

风池：在颈后区，枕骨直下，胸锁乳突肌上端与斜方肌上端之间的凹陷中（图 8-15）。

图 8-15　点压风池

风府：在颈后区，枕外隆突直下，两侧斜方肌之间凹陷中（图 8-16）。

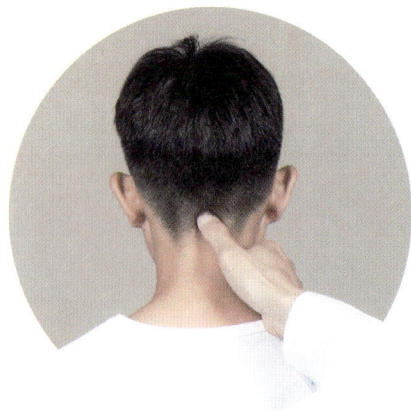

图 8-16　点压风府

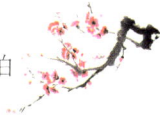

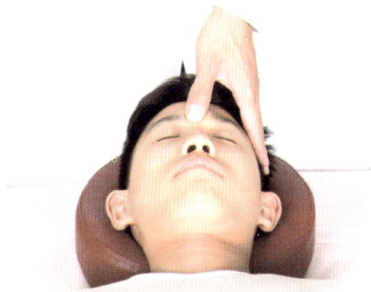

图 8-17 点压印堂

印堂：在头部，两眉毛内侧端中间的凹陷中（图 8-17）。

太阳：在头部，当眉梢与目外眦之间，向后约 1 横指的凹陷中（图 8-18）。

承浆：在面部，颏唇沟的正中凹陷中（图 8-19）。

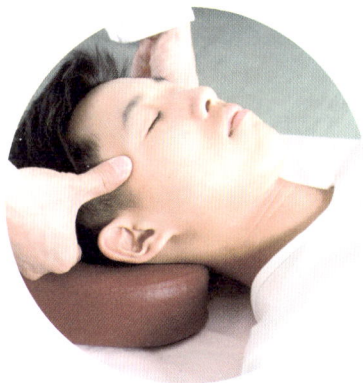

图 8-18 点压太阳

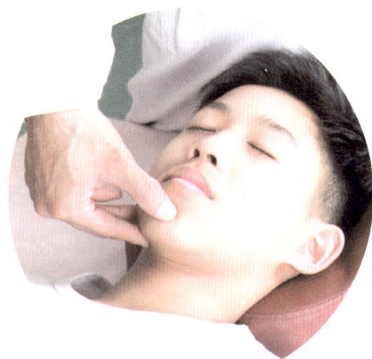

图 8-19 点压承浆

沿下颌骨后边缘持续点压 1~2 分钟，再向前移动重复点压到下颌骨中点（图 8-20）。

◆小贴士◆

头痛应注意不熬夜，休息好。

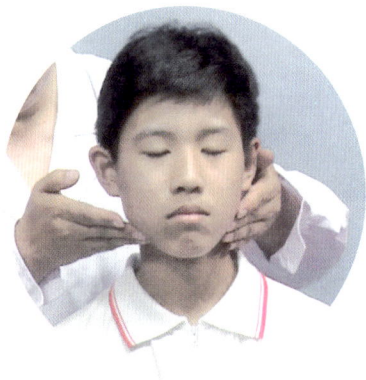

图 8-20 点压下颌骨

发热

用手指点压风池、大椎、肺俞、云门、尺泽、涌泉各 1~2 分钟。

风池：在颈后区，枕骨直下，胸锁乳突肌上端与斜方肌上端之间的凹陷中（图 8-21）。

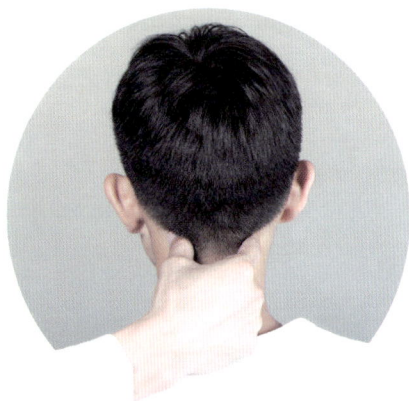

图 8-21　点压风池

大椎：在脊柱区，第 7 颈椎棘突下凹陷中，后正中线上（图 8-22）。

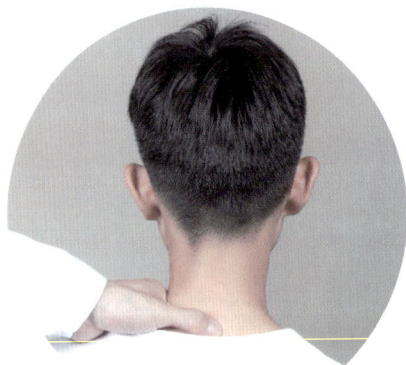

图 8-22　点压大椎

肺俞：在脊柱区，第 3 胸椎棘突下，后正中线旁开 1.5 寸（图 8-23）。

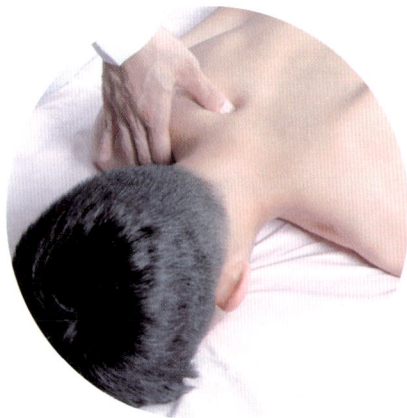

图 8-23　点压肺俞

图8-24　点压云门

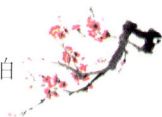

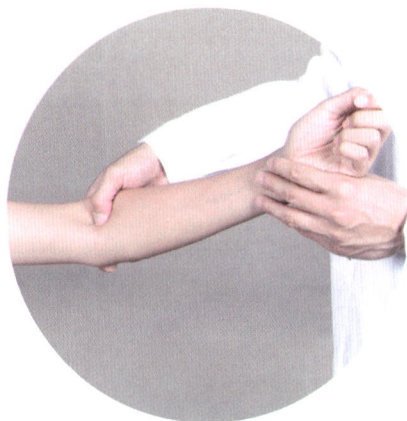

云门：在胸部，锁骨下窝凹陷中，肩胛骨喙突内缘，前正中线旁开6寸（图8-24）。

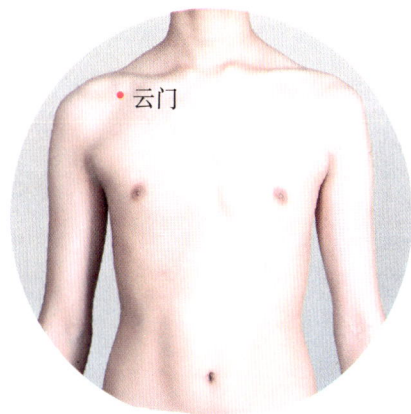

图8-25　点压尺泽

尺泽：在肘区，肘横纹上，肱二头肌腱桡侧缘凹陷中（图8-25）。

涌泉：在足底，屈足卷趾时足心最凹陷中；约当足底第2、3趾蹼缘与足跟连线的前1/3与后2/3交点凹陷中（图8-26）。

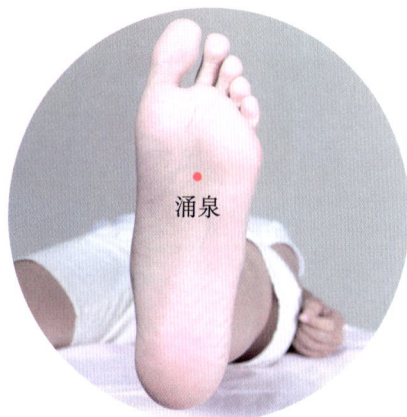

图8-26　点压涌泉

揉肩（图 8-27）、颈部
（图 8-28）各 2~3 分钟。

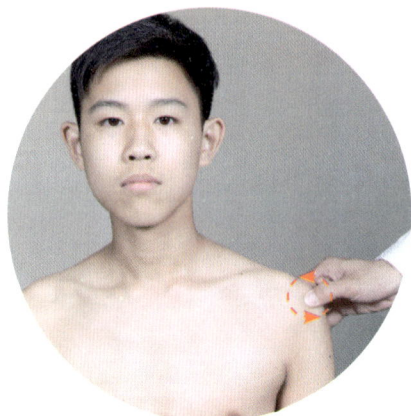

图 8-27 揉肩

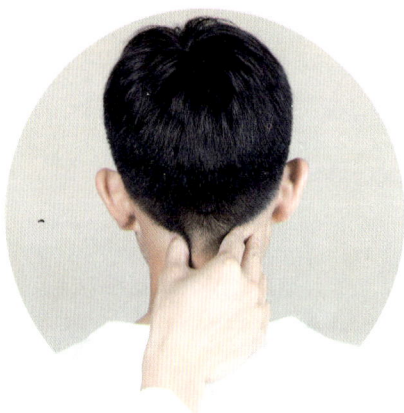

图 8-28 揉颈部

揉上臂（图 8-29）、前臂
（图 8-30）2~3 分钟，按揉腰
部肌肉（图 8-31）2~3 分钟、
按揉大腿（图 8-32）、小腿（图
8-33）各 2~3 钟。

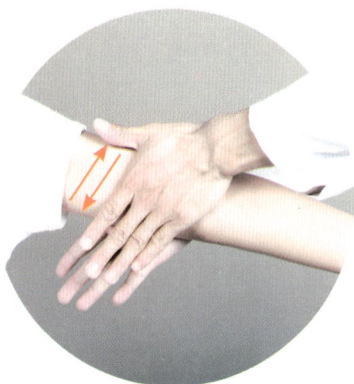

图 8-29 揉上臂

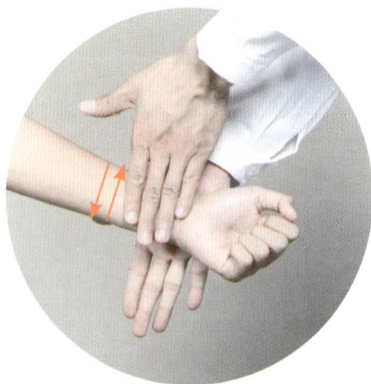

图 8-30 揉前臂

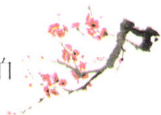

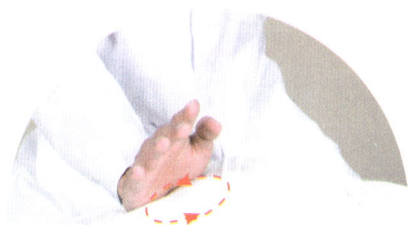

小贴士

发热应禁食生冷，避免反复受凉。

图 8-31　揉腰

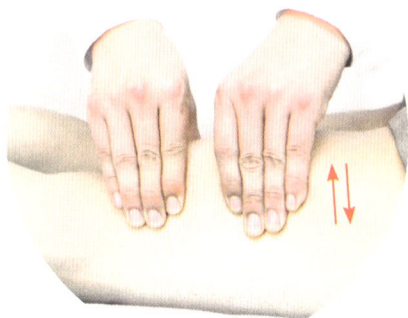

图 8-32　按揉大腿

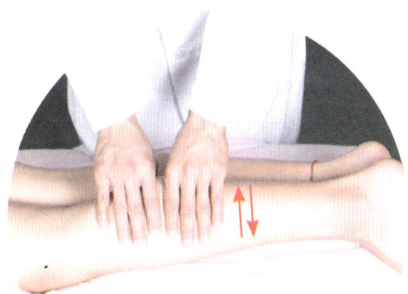

图 8-33　按揉小腿

咳嗽

用手指点压大椎、肺俞、气户 1~2 分钟。

搓前胸、后背 2~3 分钟（图 8-37）。

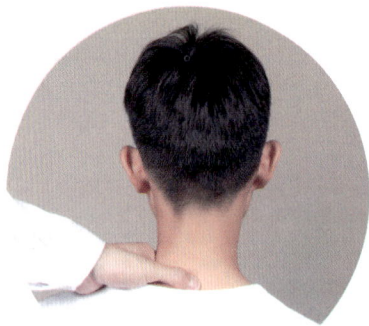

图 8-34　点压大椎

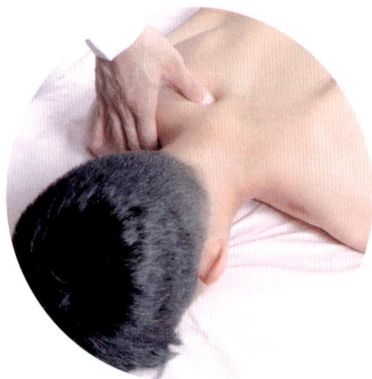

图 8-35　点压肺俞

大椎：在脊柱区，第 7 颈椎棘突下凹陷中，后正中线上（图 8-34）。

肺俞：在脊柱区，第 3 胸椎棘突下，后正中线旁开 1.5 寸（图 8-35）。

气户：在胸部，锁骨下缘，前正中线旁开 4 寸（图 8-36）。

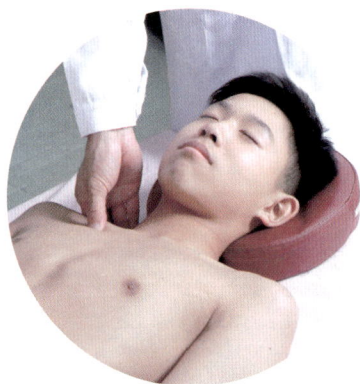

图 8-36　点压气户

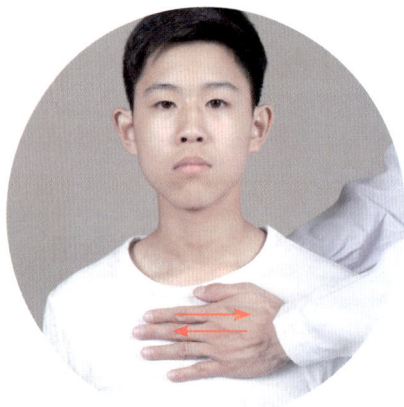

图 8-37　搓前胸后背

小贴士

咳嗽应禁食生冷，避免受凉。

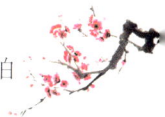

二、头面部位症状

眼干眼痛

用力均匀，用手指点压印堂、攒竹、鱼腰、丝竹空、太阳、四白、睛明1~2分钟。

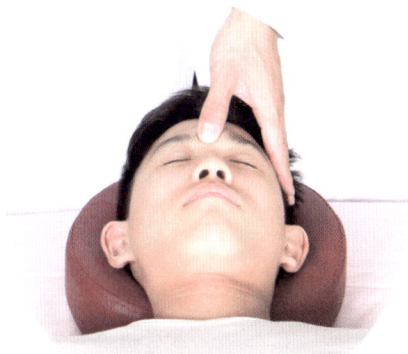

图 8-38 点压印堂

印堂：在头部，两眉毛内侧端中间的凹陷中（图 8-38）。

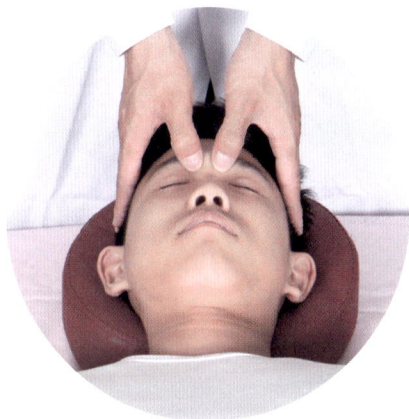

图 8-39 点压攒竹

攒竹：在面部，眉头凹陷中，额切迹处（图 8-39）。

鱼腰：在头部，瞳孔直上，眉毛中（图 8-40）。

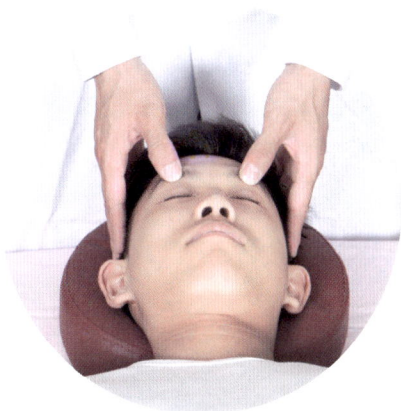

图 8-40 点压鱼腰

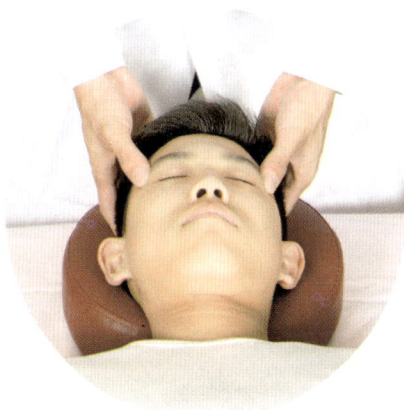

图 8-41　点压丝竹空

丝竹空：在面部，眉梢凹陷中（图 8-41）。

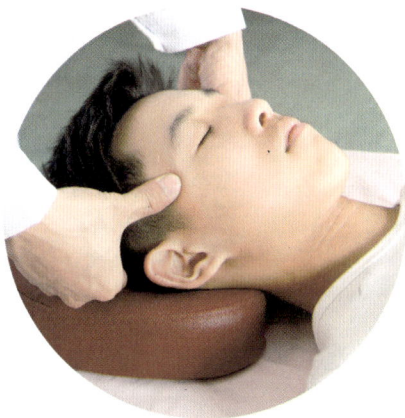

图 8-42　点压太阳

太阳：在头部，当眉梢与目外眦之间，向后约 1 横指的凹陷中（图 8-42）。

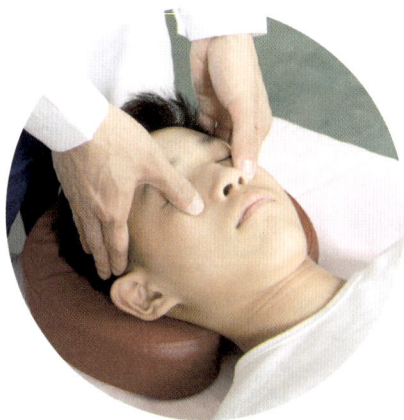

图 8-43　点压四白

四白：在面部，眶下孔处（图 8-43）。

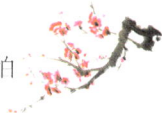

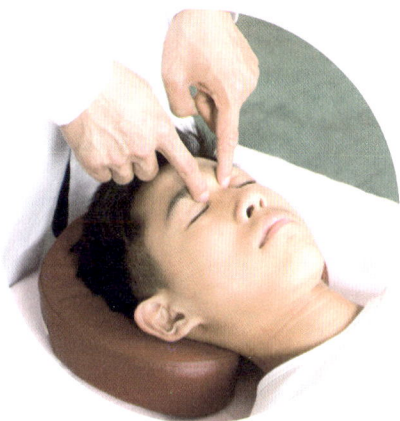

图 8-44 点压睛明

睛明：在面部，目内眦内上方
眶内侧壁凹陷中（图 8-44）。

用拇指刮上下眼眶各 2~3 分
钟（图 8-45），用手掌上下干洗
脸（图 8-46）2~3 分钟。

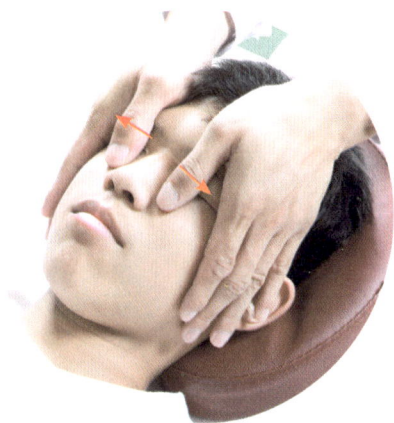

图 8-45 刮眼眶

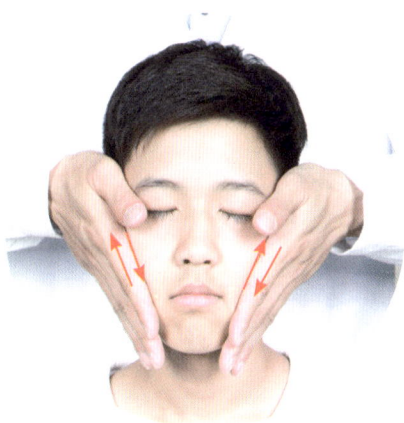

图 8-46 干洗脸

◆◆小贴士◆◆

眼干眼痛应注意少
用眼，休息时闭目养神。

耳鸣

用力均匀，用手指点压角孙、翳风、听宫、迎香1~2分钟。

角孙：在头部，耳尖正对发际处（图8-47）。

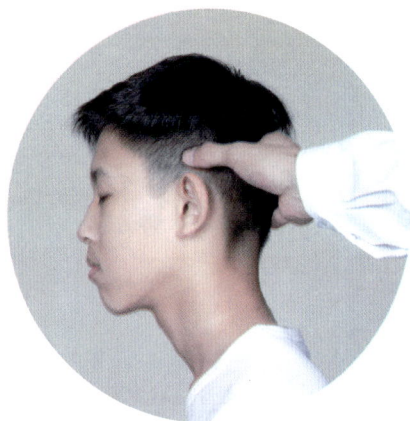

图8-47　点压角孙

翳风：在颈部，耳垂后方，乳突下端前方凹陷中（图8-48）。

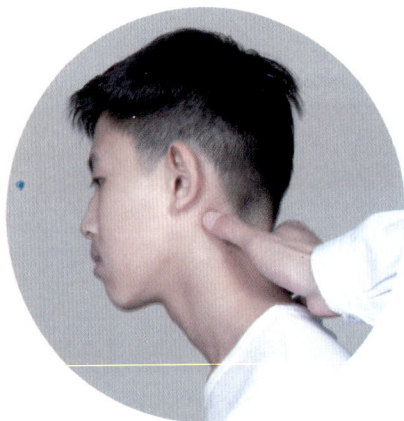

图8-48　点压翳风

听宫：在面部，耳屏正中与下颌髁突之间的凹陷中（图8-49）。

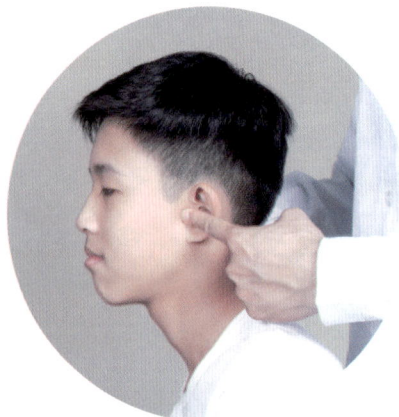

图8-49　点压听宫

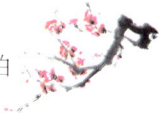

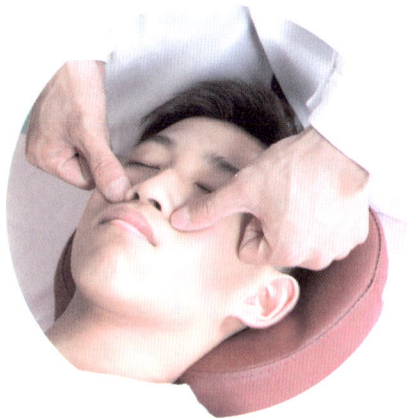

图 8-50　点压迎香

迎香：在面部，鼻翼外缘中点旁，鼻唇沟中（图 8-50）。

用手掌贯耳 1~2 分钟（图 8-51），用手掌搓耳 2~3 分钟（图 8-52）。

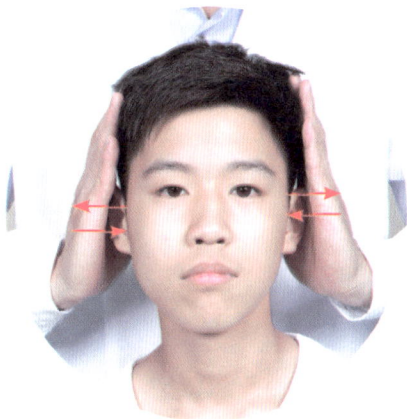

图 8-51　手掌贯耳

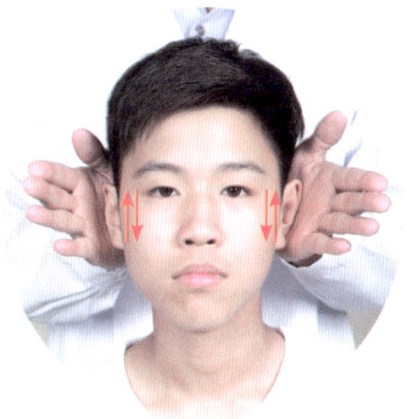

图 8-52　手掌搓耳

小贴士

耳鸣应注意少思虑，不熬夜，少劳累。

牙痛

用力均匀，用手指持续点压合谷、下关、颊车 1~2 分钟。

合谷： 在手背，第 2 掌骨桡侧的中点处（图 8-53）。

下关： 在面部，颧弓下缘中央与下颌切迹之间凹陷中（图 8-54）。

颊车： 在面部，下颌角前方 1 横指，闭口咬紧牙时咬肌隆起，放松时按之有凹陷处（图 8-55）。

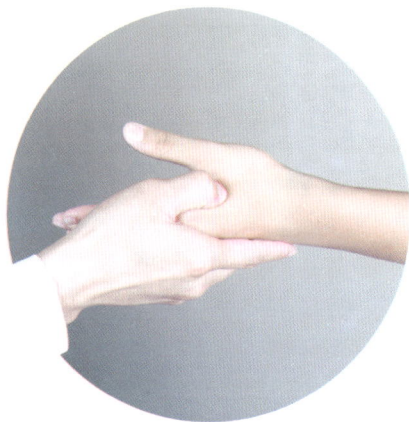

图 8-53　点压合谷

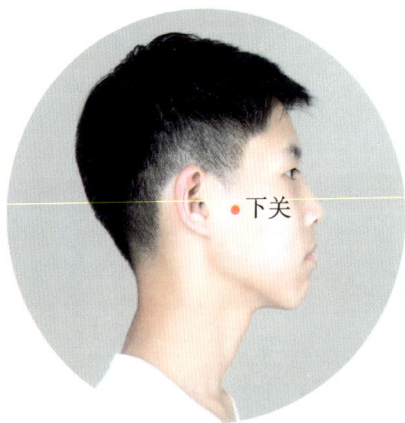

图 8-54　下关

● 下关

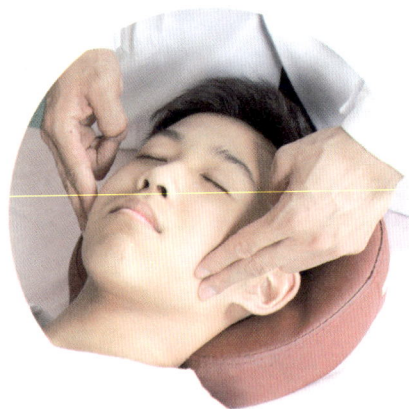

图 8-55　点压颊车

小贴士

牙痛应禁食辛辣。

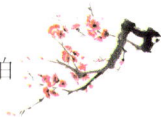

口干

用力均匀，用手指持续点压水沟、颊车、承浆、廉泉1~2分钟。

水沟：在面部，人中沟的上1/3与中2/3交点处（图8-56）。

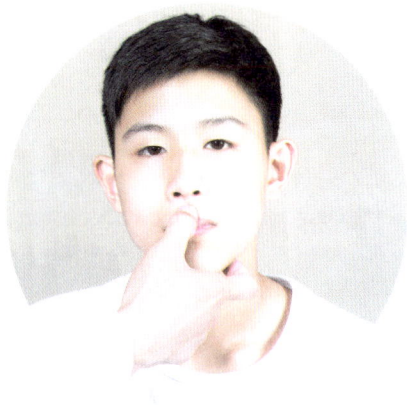

图8-56 点压水沟

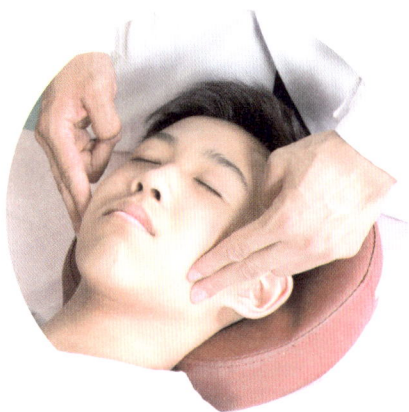

颊车：在面部，下颌角前方1横指，闭口咬紧牙时咬肌隆起，放松时按之有凹陷处（图8-57）。

图8-57 点压颊车

承浆：在面部，颏唇沟的正中凹陷中（图8-58）。

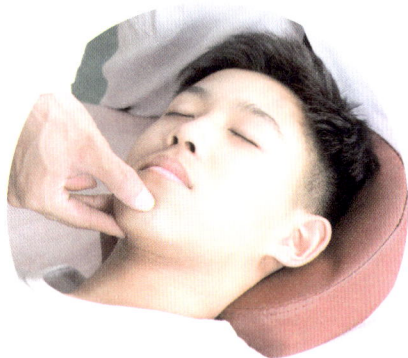

图8-58 点压承浆

廉泉：在颈前区，喉结上方，舌骨上缘凹陷中，前正中线上（图8-59）。

·小贴士·

口干应禁食辛辣、生冷。

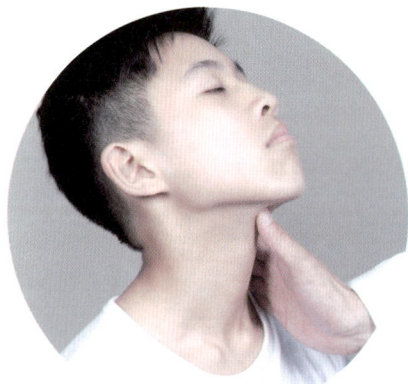

图8-59　点压廉泉

鼻塞

用力均匀，用手指点压风池、风府 1~2 分钟。

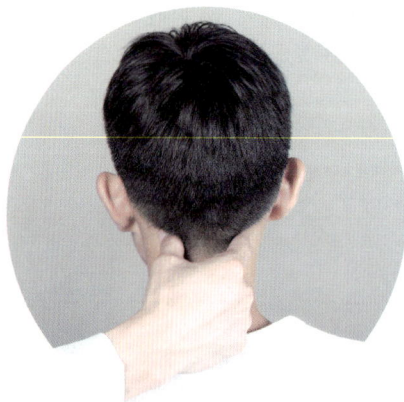

图 8-60　点压风池

图 8-61　点压风府

风池：在颈后区，枕骨直下，胸锁乳突肌上端与斜方肌上端之间的凹陷中（图8-60）。

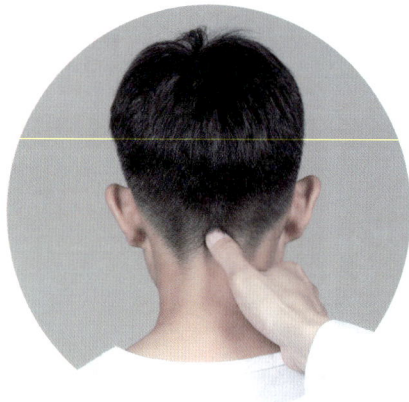

风府：在颈后区，枕外隆突直下，两侧斜方肌之间凹陷中（图8-61）。

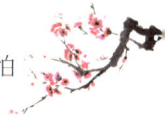

用五指拿揉颈部 2~3
分钟（图 8-62）。

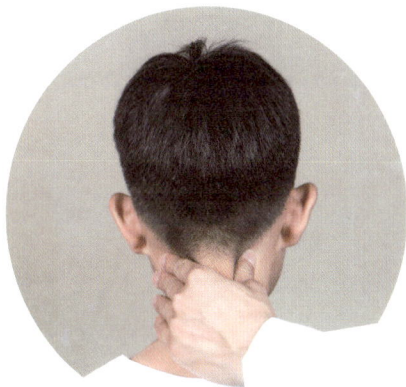

图 8-62　拿揉颈部

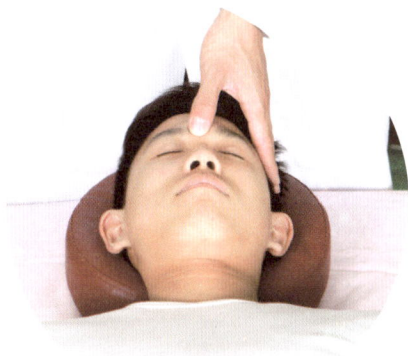

用手指点压印堂、迎香、
水沟、素髎 1~2 分钟。

图 8-63　点压印堂

印堂：在头部，两眉毛内侧端
中间的凹陷中（图 8-63）。

迎香：在面部，鼻翼外缘中点
旁，鼻唇沟中（图 8-64）。

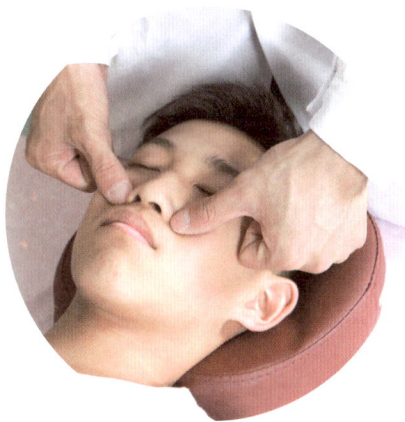

图 8-64　点压迎香

139

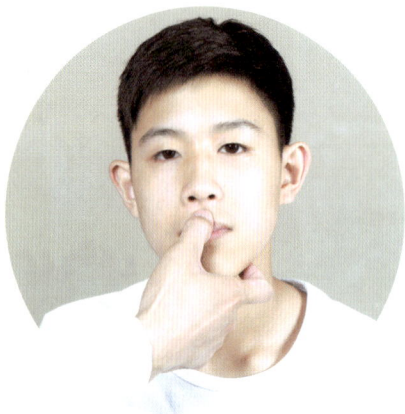

图 8-65　点压水沟

水沟：在面部，人中沟的上 1/3 与中 2/3 交点处（图 8-65）。

素髎：在面部，鼻尖的正中央（图 8-66）。

用食指上下搓鼻两旁 2~3 分钟（图 8-67）。

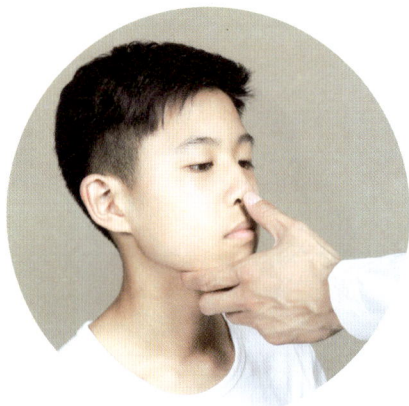

图 8-66　点压素髎

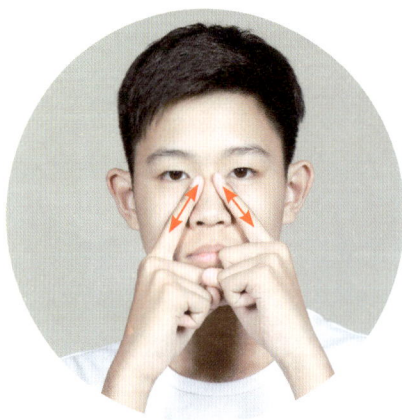

图 8-67　搓鼻旁

小贴士

鼻塞应避免着凉，禁食生冷。

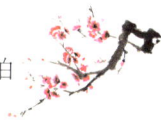

三、劳损性症状

颈背痛

用力均匀，用手指点压大椎、风池、风府、肩中俞、肩外俞、肩井 1~2 分钟。

大椎：在脊柱区，第 7 颈椎棘突下凹陷中，后正中线上（图 8-68）。

风池：在颈后区，枕骨直下，胸锁乳突肌上端与斜方肌上端之间的凹陷中（图 8-69）。

风府：在颈后区，枕外隆突直下，两侧斜方肌之间凹陷中（图 8-70）。

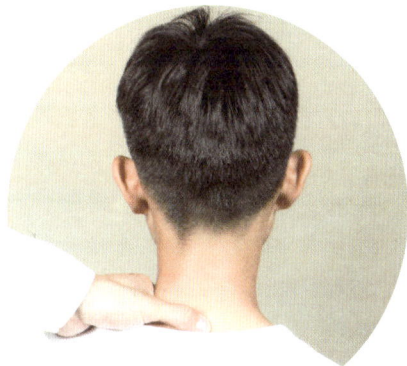

图 8-68　点压大椎

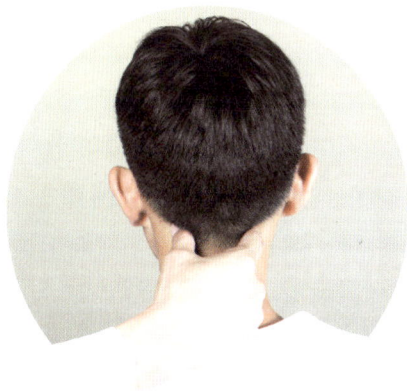

图 8-69　点压风池

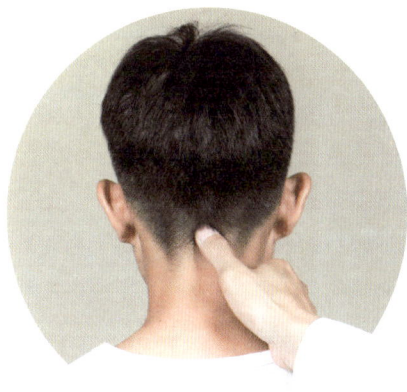

图 8-70　点压风府

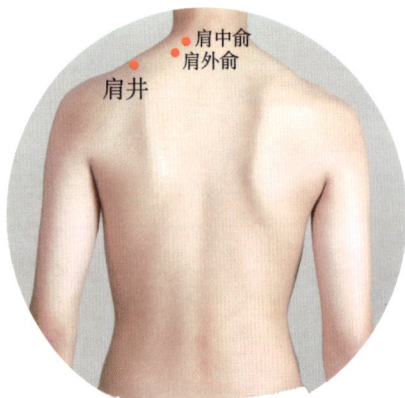

图 8-71　点压肩中俞、肩外俞、肩井

肩中俞：在脊柱区，第 7 颈椎棘突下，后正中线旁开 2 寸（图 8-71）。

肩外俞：在脊柱区，第 1 胸椎棘突下，后正中线旁开 3 寸（图 8-71）。

肩井：在肩胛区，第 7 颈椎棘突与肩峰最外侧点连线的中点（图 8-71）。

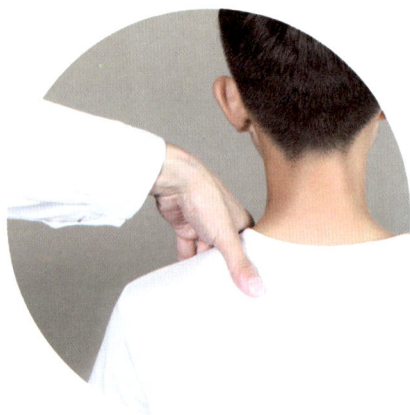

图 8-72　揉肩

用五指拿揉肩膀 2~3 分钟（图 8-72）、用五指揉颈部 2~3 分钟（图 8-73），用手掌向上拔伸颈部 10 次（图 8-74）。

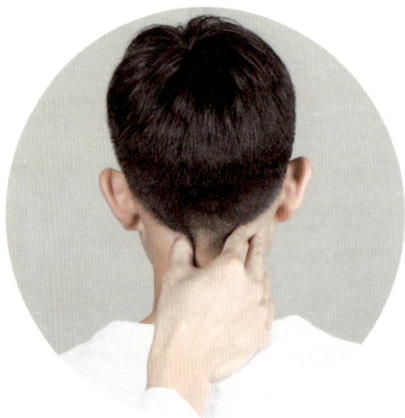

图 8-73　揉颈部

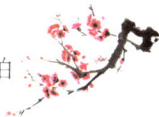

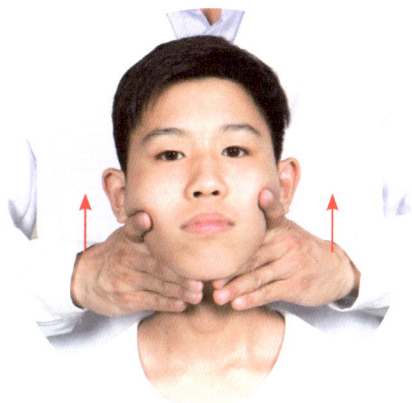

图 8-74　拔伸颈部

小贴士

颈背痛应少熬夜，避免长时间低头，注意颈部保暖。

肩痛

用力均匀，用手指点压肩髃、肩前、肩井、肩髎、肩贞、臂臑、臑会。

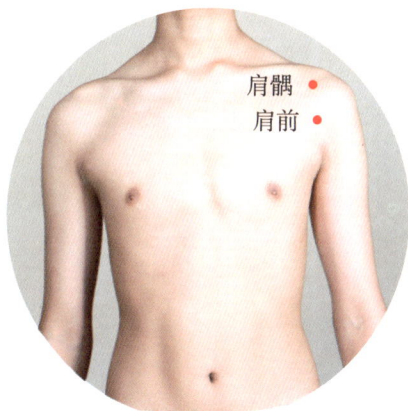

肩髃 ●
肩前 ●

图 8-75　点压肩髃、肩前

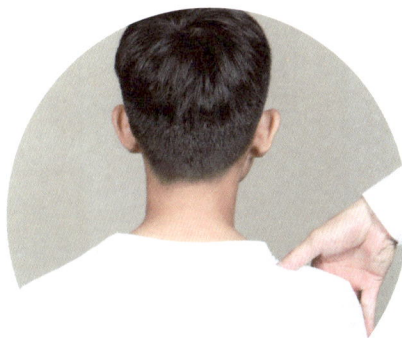

图 8-76　点压肩井

肩髃：在三角肌区，肩峰外侧前段与肱骨大结节两骨间凹陷中（图 8-75）。

肩前：在肩前区，正坐垂肩，腋前皱襞顶端与肩髃连线的中点（图 8-75）。

肩井：在肩胛区，第 7 颈椎棘突与肩峰最外侧点连线的中点（图 8-76）。

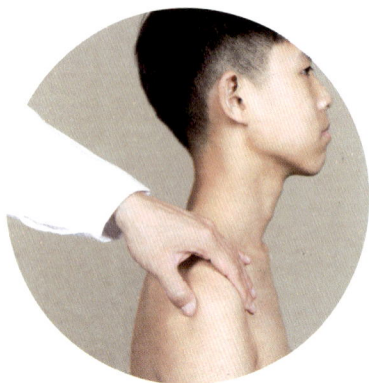

图 8-77　点压肩髎

肩髎：在三角肌区，肩峰角与肱骨大结节两骨间凹陷中（图 8-77）。

肩贞：在肩胛区，肩关节后下方，腋后纹头直上 1 寸（图 8-78）。

臂臑：在臂部，曲池上 7 寸，三角肌前缘处（图 8-79）。

臑会：在臂后区，肩峰角下 3 寸，三角肌的后下缘（图 8-80）。

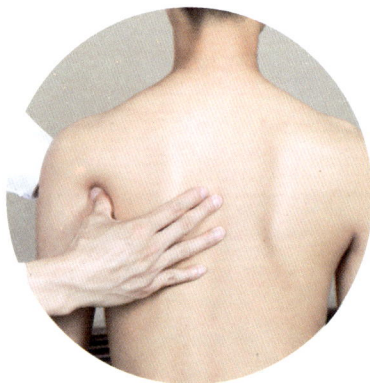

图 8-78　点压肩贞

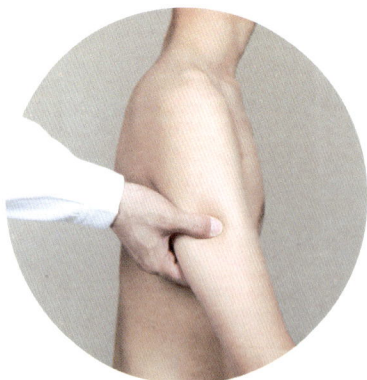

图 8-79　点压臂臑

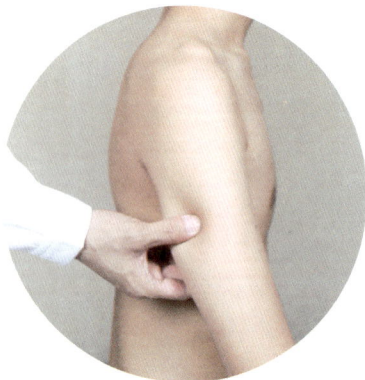

图 8-80　点压臑会

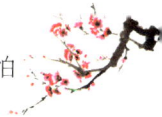

双手掌搓肩膀（图 8-81）。

小贴士

肩痛应适量运动，避免受凉。

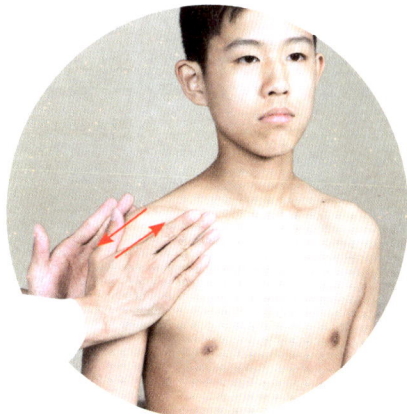

图 8-81 双掌搓肩膀

肘痛

用力均匀，用手指点压天泉、青灵、尺泽、曲泽、少海、肘髎、肘尖、曲池 1~2 分钟。

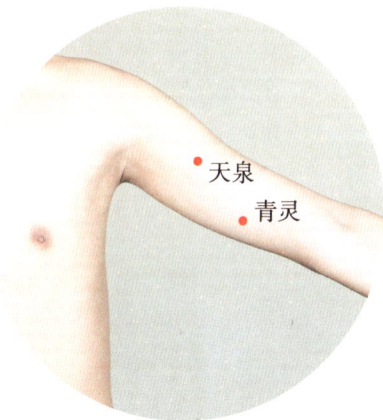

图 8-82 点压天泉、青灵

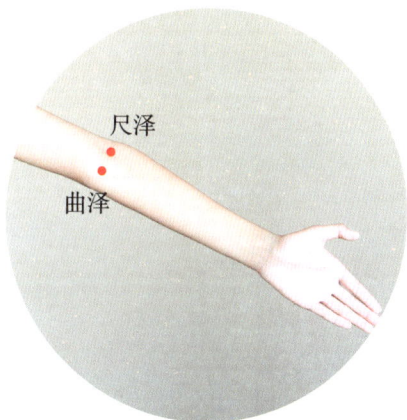

图 8-83 点压尺泽、曲泽

天泉：在臂前区，腋前纹头下 2 寸，肱二头肌的长、短头之间（图 8-82）。

青灵：在臂前区，肘横纹上 3 寸，肱二头肌内侧沟中（图 8-82）。

尺泽：在肘区，肘横纹上，肱二头肌腱桡侧缘凹陷中（图 8-83）。

曲泽：在肘前区，肘横纹上，肱二头肌腱的尺侧缘凹陷中（图 8-83）。

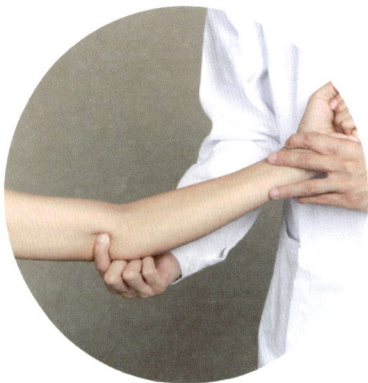

图 8-84　点压少海

少海：在肘前区，横平肘横纹，肱骨内上髁前缘（图 8-84）。

肘髎：在肘区，肱骨外上髁上缘，髁上嵴的前缘（图 8-85）。

曲池：在肘区，在尺泽与肱骨外上髁连线中点凹陷中（图 8-86）。

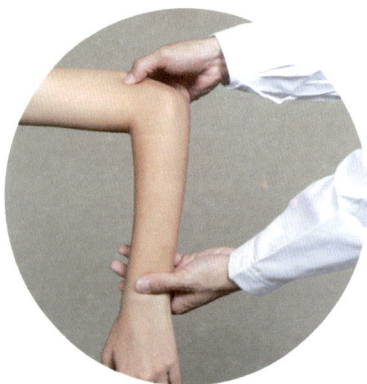

图 8-85　点压肘髎

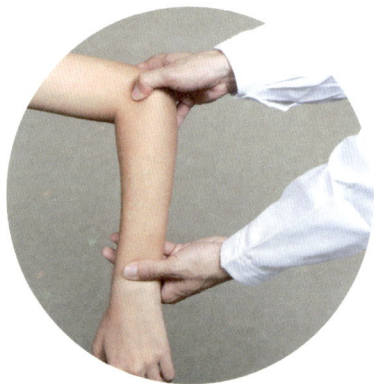

图 8-86　点压曲池

双手掌搓肘 2~3 分钟（图 8-87）。

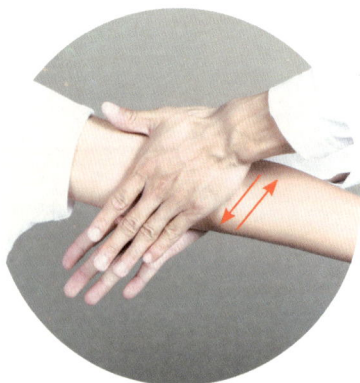

图 8-87　双手掌搓肘

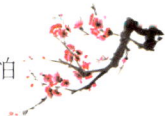

前臂痛

用力均匀，用手指点压臂臑、臑会、天泉、青灵、孔最、内关、手三里1~2分钟。

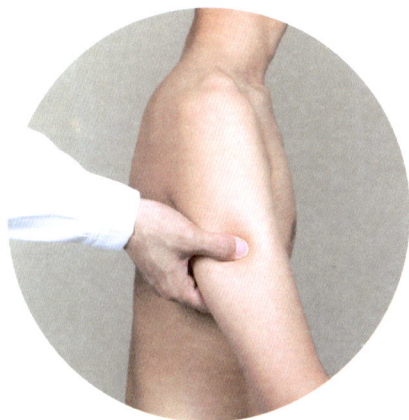

图 8-88　点压臂臑

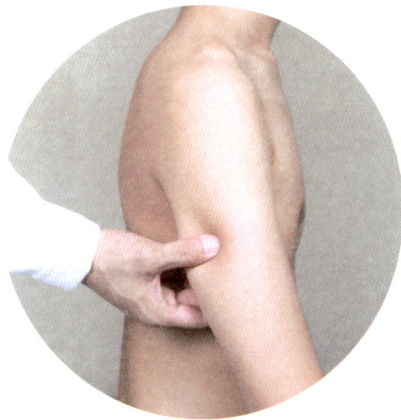

臂臑：在臂部，曲池上7寸，三角肌前缘处（图 8-88）。

图 8-89　点压臑会

臑会：在臂后区，肩峰角下3寸，三角肌的后下缘（图 8-89）。

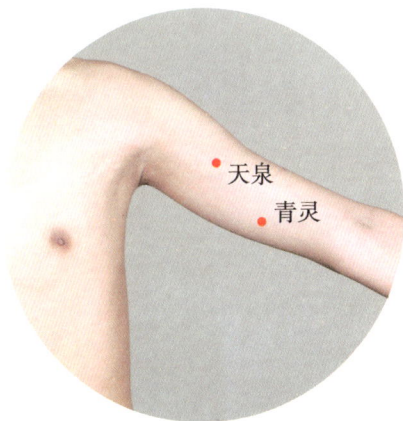

图 8-90　点压天泉、青灵

天泉：在臂前区，腋前纹头下2寸，肱二头肌的长、短头之间（图 8-90）。

青灵：在臂前区，肘横纹上3寸，肱二头肌内侧沟中（图 8-90）。

孔最：在前臂前区，腕掌侧远端横纹上7寸，尺泽与太渊连线上（图8-91）。

内关：在前臂前区，腕掌侧远端横纹上2寸，掌长肌腱与桡侧腕屈肌腱之间（图8-91）。

手三里：在前臂，肘横纹下2寸，阳溪与曲池连线上（图8-92）。

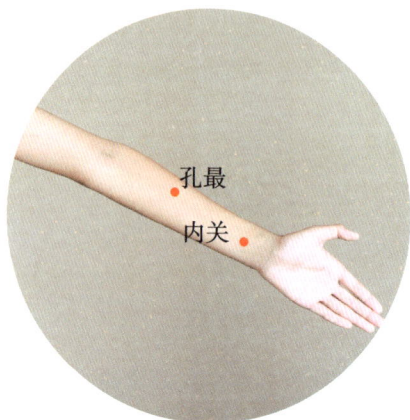

图8-91　点压孔最、内关

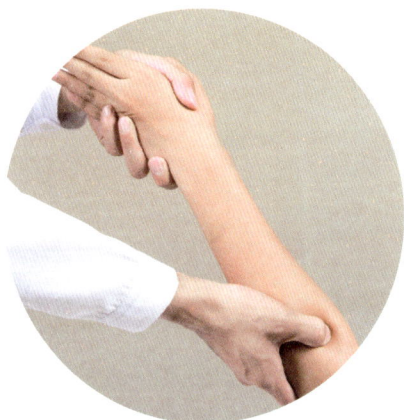

图8-92　点压手三里

用手掌搓手臂2~3分钟（图8-93）。

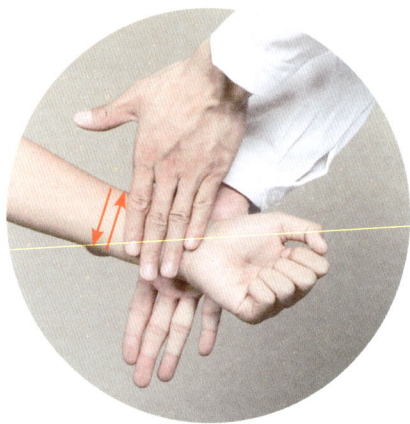

图8-93　手掌搓手臂

小贴士

前臂痛应避免提重物、拧毛巾等动作，避免受凉。

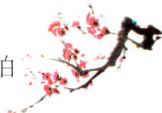

腕痛

用力均匀，用手指点压内关、神门、外关、阳溪、阳池 1~2 分钟。

双手掌搓手腕 2~3 分钟（图 8-97）。

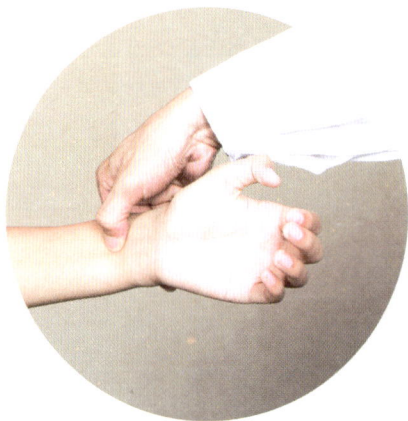

图 8-94　点压内关

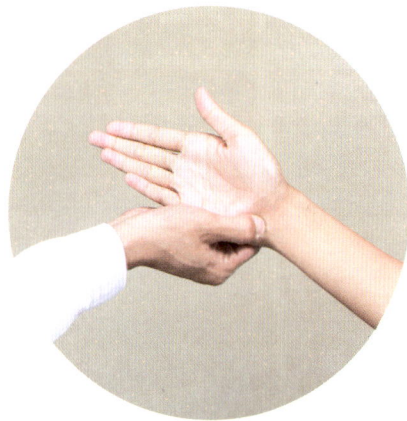

图 8-95　点压神门

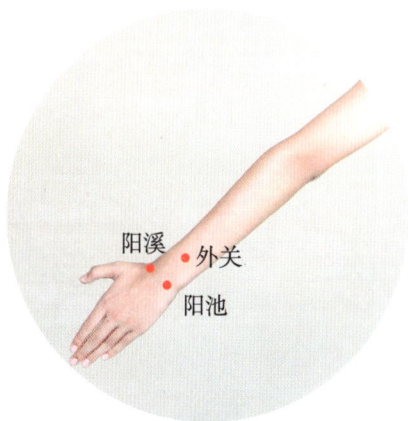

图 8-96　点压外关、阳溪、阳池

内关： 在前臂前区，腕掌侧远端横纹上 2 寸，掌长肌腱与桡侧腕屈肌腱之间（图 8-94）。

神门： 在腕前区，腕掌侧远端横纹尺侧端，尺侧腕屈肌腱的桡侧缘（图 8-95）。

外关： 在前臂后区，腕背侧远端横纹上 2 寸，尺骨与桡骨间隙中点（图 8-96）。

阳溪： 在腕区，腕背侧远端横纹桡侧，桡骨茎突远端，解剖学"鼻烟窝"凹陷中（图 8-96）。

阳池： 在腕区，腕背侧远端横纹上，指伸肌腱的尺侧缘凹陷中（图 8-96）。

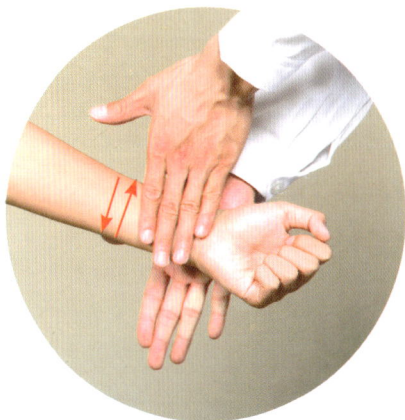

图 8-97　双手搓手腕

手指痛

用力均匀，用手指点压八邪 1~2 分钟（图 8-98）、揉捏手指 1 分钟（图 8-99），拔伸手指 1 分钟（图 8-100）。

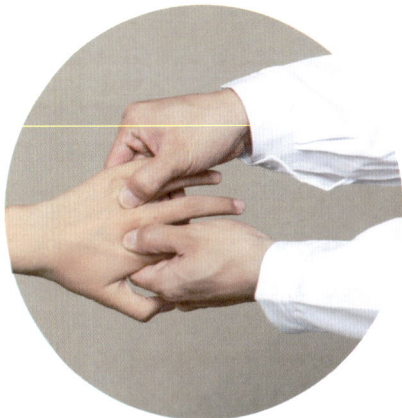

图 8-98　点压八邪

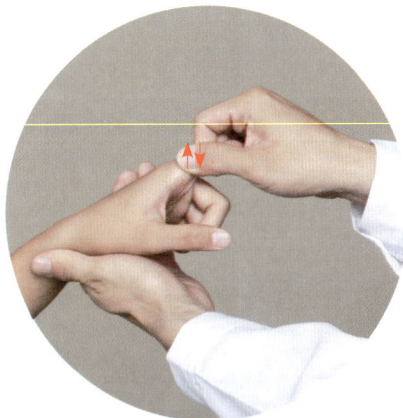

图 8-99　揉捏手指

八邪：在手背，第 1~5 指间，指蹼缘后方赤白肉际处，左右共 8 穴（图 8-98）。

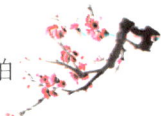

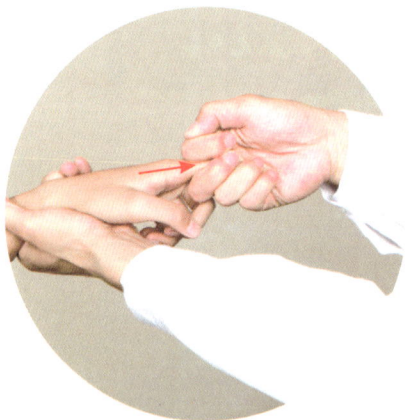

图 8-100　拔伸手指

膝痛

用力均匀，用手指点压血海、阴陵泉、三阴交、梁丘、阳陵泉1~2分钟。

用手掌搓揉膝盖2~3分钟（图8-106）。

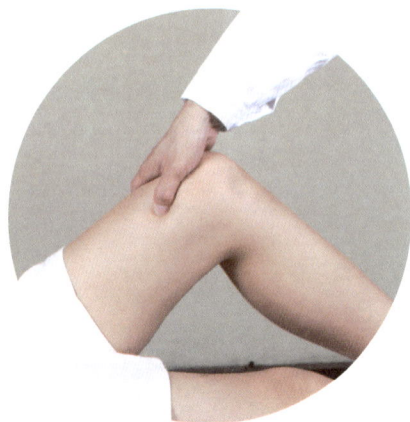

图 8-101　点压血海

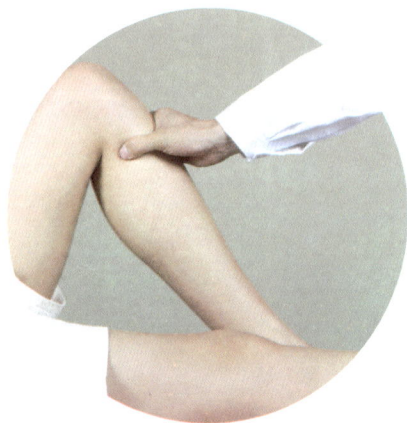

图 8-102　点压阴陵泉

血海：在股前区，髌底内侧端上2寸，股内侧肌隆起处（图8-101）。

阴陵泉：在小腿内侧，胫骨内侧髁下缘与胫骨内侧缘之间的凹陷中（图8-102）。

三阴交：在小腿内侧，内踝尖上 3
寸，胫骨内侧缘后际（图 8–103）。

梁丘：在股前区，髌底上 2 寸，股外
侧肌与股直肌肌腱之间（图 8–104）。

阳陵泉：在小腿外侧，腓骨头前下方
凹陷中（图 8–105）。

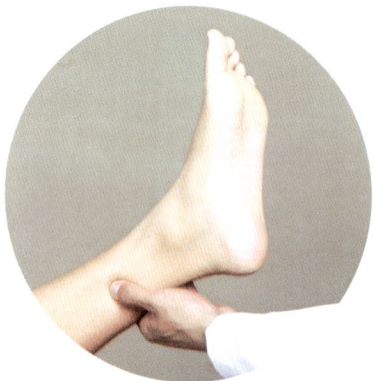

图 8–103　点压三阴交

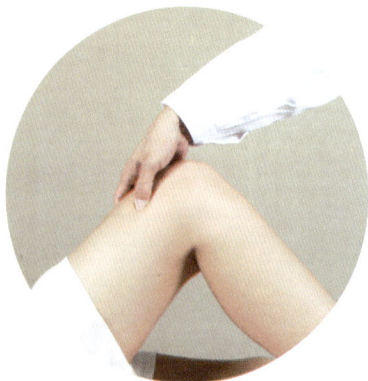

图 8–104　点压梁丘

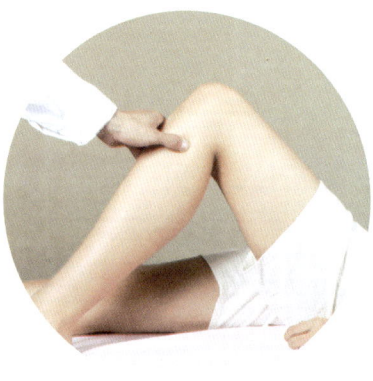

图 8–105　点压阳陵泉

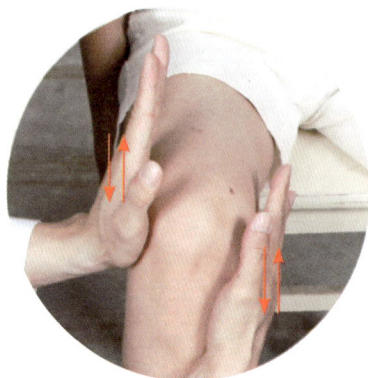

图 8–106　掌搓膝关节

小贴士

膝盖痛应避
免负重，如上下
楼梯，深蹲等，
避免受凉、久
行、久站。

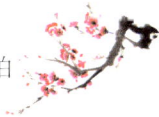

腿痛

用力均匀，直推下肢 10 遍（图 8-107），用手指点压委中、承山、绝骨、足三里、阴陵泉、阳陵泉、丰隆、申脉、照海 1~2 分钟。

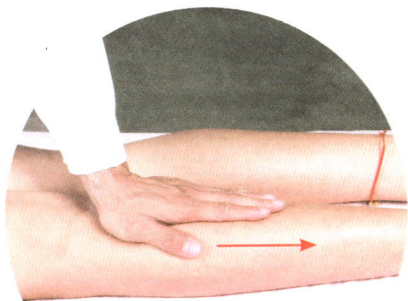

图 8-107　直推下肢

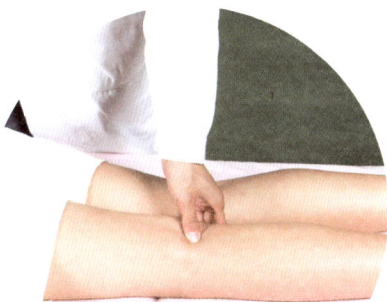

委中：在膝后区，腘横纹中点（图 8-108）。

图 8-108　点压委中

承山：在小腿后区，腓肠肌肌腹与肌腱交角处（图 8-109）。

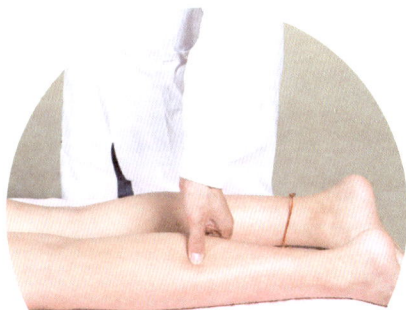

图 8-109　点压承山

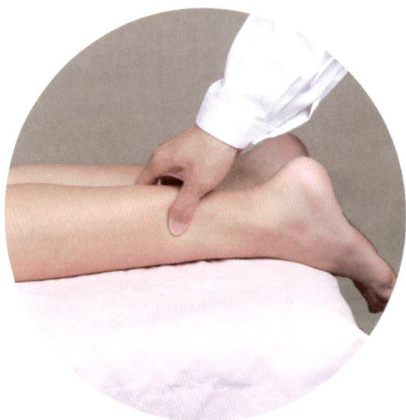

图 8-110　点压绝骨

绝骨：在小腿外侧，外踝尖上 3 寸，腓骨前缘（图 8-110）。

足三里：在小腿外侧，犊鼻下 3 寸，胫骨前嵴外 1 横指处（图 8-111）。

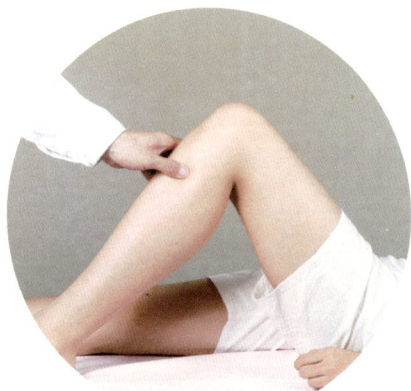

图 8-111　点压足三里

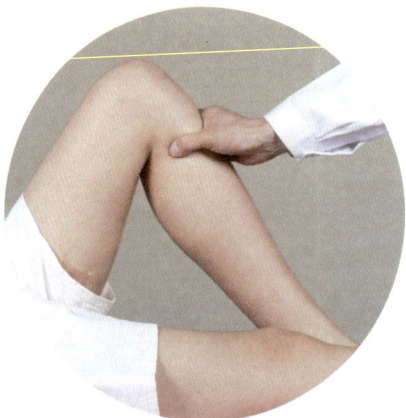

图 8-112　点压阴陵泉

阴陵泉：在小腿内侧，胫骨内侧髁下缘与胫骨内侧缘之间的凹陷中（图 8-112）。

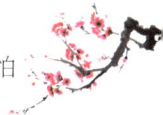

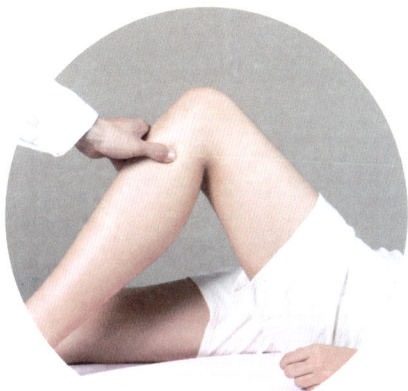

图 8-113　点压阳陵泉

阳陵泉：在小腿外侧，腓骨头前下方凹陷中（图 8-113）。

丰隆：在小腿外侧，外踝尖上 8 寸，胫骨前肌外缘，条口外侧 1 横指处（图 8-114）。

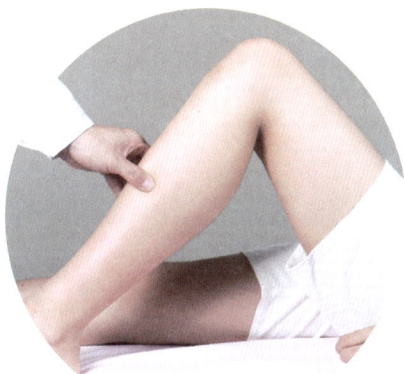

图 8-114　点压丰隆

申脉：在踝区，外踝尖直下，外踝下缘与跟骨之间的凹陷中（图 8-115）。

照海：在踝区，内踝尖下 1 寸，内踝下缘边际凹陷中（图 8-115）。

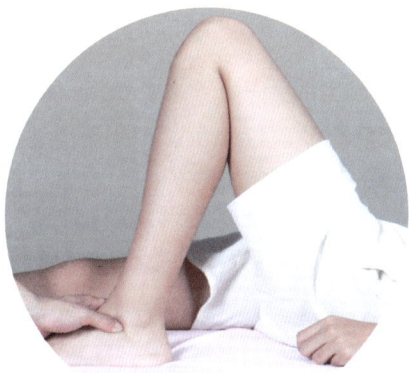

图 8-115　点压申脉、照海

小贴士

腿痛应避免久站、久行。

踝痛

　　用力均匀，用手指点压昆仑、太溪、申脉、照海、三阴交 1~2 分钟。

昆仑：在踝区，外踝尖与跟腱之间的凹陷中（图 8-116）。

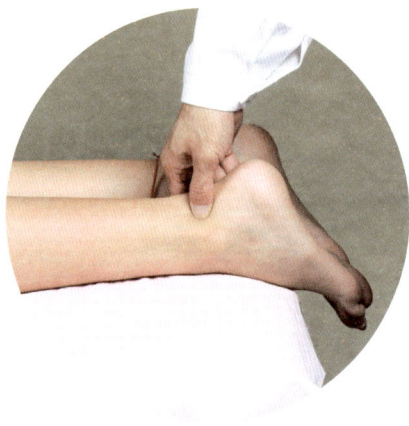

图 8-116　点压昆仑

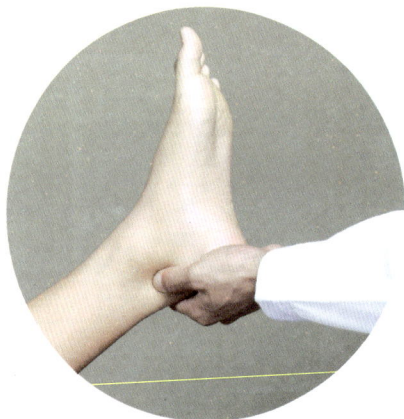

图 8-117　点压太溪

太溪：在足踝区，内踝尖与跟腱之间凹陷中（图 8-117）。

申脉：在踝区，外踝尖直下，外踝下缘与跟骨之间的凹陷中（图 8-118）。

照海：在踝区，内踝尖下 1 寸，内踝下缘边际凹陷中（图 8-118）。

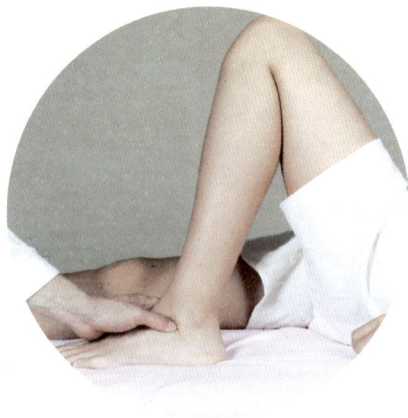

图 8-118　点压申脉、照海

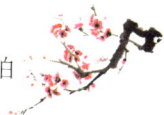

三阴交：在小腿内侧，内踝尖上 3 寸，胫骨内侧缘后际（图 8-119）。

用手掌搓揉脚腕 2~3 分钟（图 8-120）。

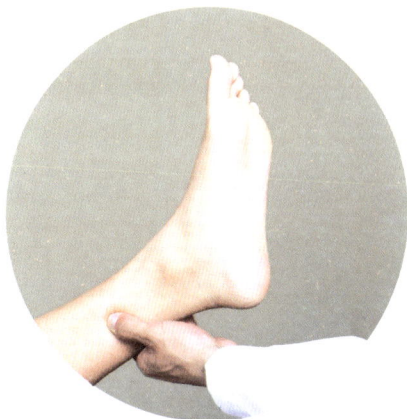

图 8-119　点压三阴交

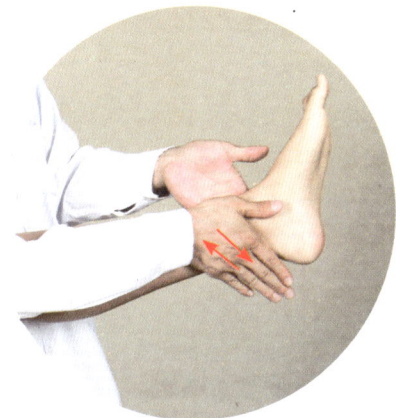

图 8-120　掌擦踝部

小贴士

踝痛应避免久行、久站。

足跟痛

用力均匀，用手指点压昆仑、太溪、申脉、照海 1~2 分钟。

昆仑：在踝区，外踝尖与跟腱之间的凹陷中（图 8-121）。

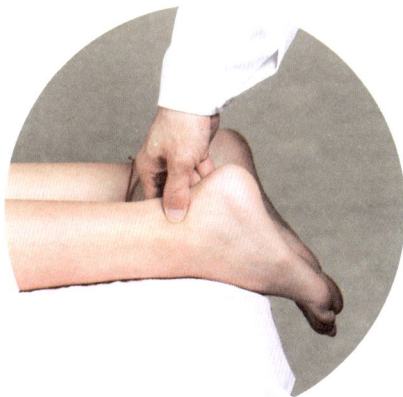

图 8-121　点压昆仑

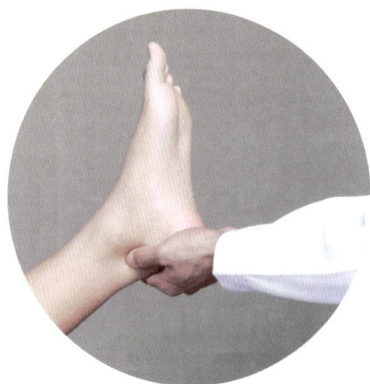

图 8-122 点压太溪

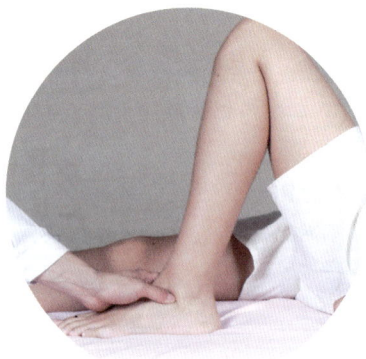

图 8-123 点压申脉、照海

太溪：在足踝区，内踝尖与跟腱之间凹陷中（图 8-122）。

申脉：在踝区，外踝尖直下，外踝下缘与跟骨之间的凹陷中（图 8-123）。

照海：在踝区，内踝尖下 1 寸，内踝下缘边际凹陷中（图 8-123）。

用手掌搓擦足跟 2~3 分钟（图 8-124），用手指揉捏足跟 2~3 分钟（图 8-125）。

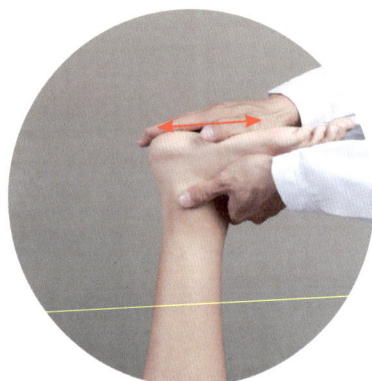

图 8-124 掌擦足跟

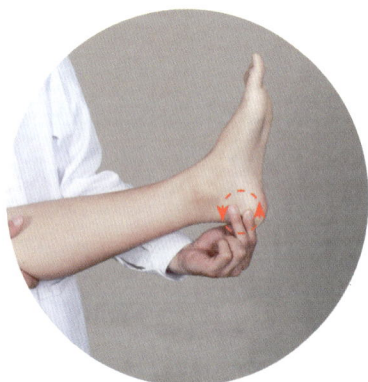

图 8-125 揉捏足跟

小贴士

脚跟痛应避免久站、久行及劳累。

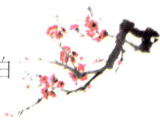

四、胸腹部位症状

胸痛

　　用力均匀，用手指点压璇玑、华盖、膻中、俞府、灵墟、步廊、气户、屋翳、膺窗、乳根、云门、中府、胸乡 1~2 分钟。

璇玑：在胸部，胸骨上窝下 1 寸，前正中线上（图 8-126）。

华盖：在胸部，横平第 1 肋间隙，前正中线上（图 8-126）。

膻中：在胸部，横平第 4 肋间隙，前正中线上（图 8-126）。

云门：在胸部，锁骨下窝凹陷中，肩胛骨喙突内缘，前正中线旁开 6 寸（图 8-126）。

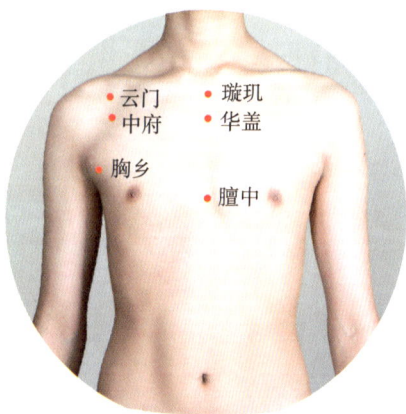

图 8-126　点压璇玑、华盖、膻中、云门、中府、胸乡

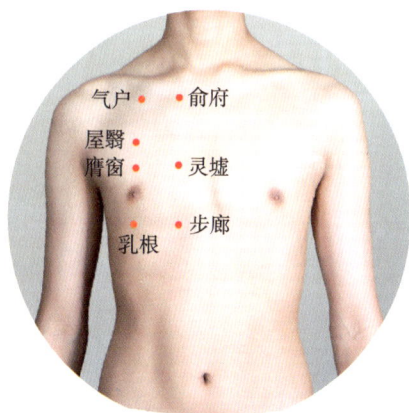

图 8-127　点压俞府、灵墟、步廊、气户、屋翳、膺窗、乳根

中府：在胸部，第 1 肋间隙，锁骨下窝外侧，前正中线旁开 6 寸（图 8-126）。

胸乡：在胸部，第 3 肋间隙，前正中线旁开 6 寸（图 8-126）。

俞府：在胸部，锁骨下缘，前正中线旁开 2 寸（图 8-127）。

灵墟：在胸部，第 3 肋间隙，前正中线旁开 2 寸（图 8-127）。

步廊：在胸部，第 5 肋间隙，前正中线旁开 2 寸（图 8-127）。

气户：在胸部，锁骨下缘，前正中线旁开 4 寸（图 8-127）。

屋翳：在胸部，第 2 肋间隙，前正中线旁开 4 寸（图 8-127）。

膺窗：在胸部，第 3 肋间隙，前正中线旁开 4 寸（图 8-127）。

乳根：在胸部，第 5 肋间隙，前正中线旁开 4 寸（图 8-127）。

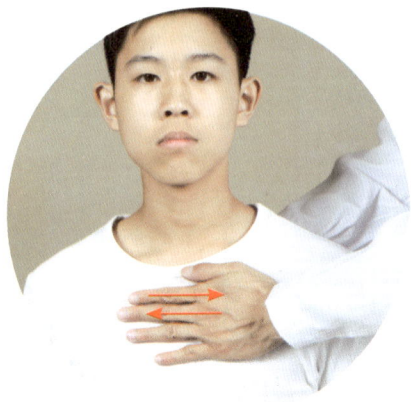

图 8-128 两掌搓胸部

用手掌相对搓胸背 2~3 分钟（图 8-128）。

小贴士

胸痛应避免生气，禁食生冷。

胁肋痛

用力均匀，用手指点压章门、期门、天溪 1~2 分钟（图 8-129）。

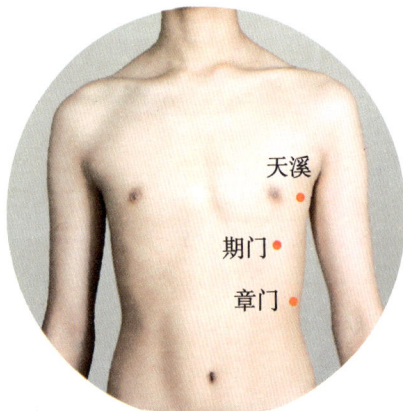

图 8-129 点压章门、期门、天溪

章门：在侧腹部，第 11 肋肋游离端的下际（图 8-129）。

期门：在胸部，第 6 肋间隙，前正中线旁开 4 寸（图 8-129）。

天溪：在胸部，第 4 肋间隙，前正中线旁开 6 寸（图 8-129）。

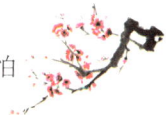

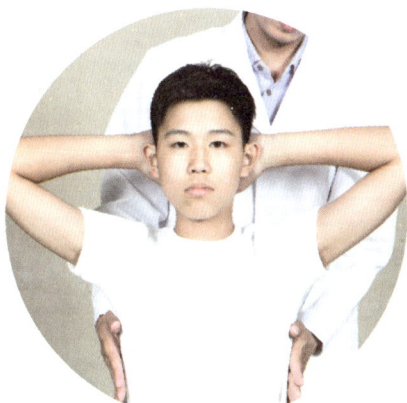

图 8-130　掌搓胁肋

用手掌按摩胁肋 2~3 分钟（图 8-130）。

小贴士

胁肋痛应避免生气，禁食生冷。

腹胀满

用力均匀，用手掌摩腹 2~3 分钟（图 8-131），分推腹阴阳 2 分钟（图 8-132）。

点压上脘、中脘、下脘、气海、关元、天枢、水道、归来、委中、足三里 1~2 分钟。

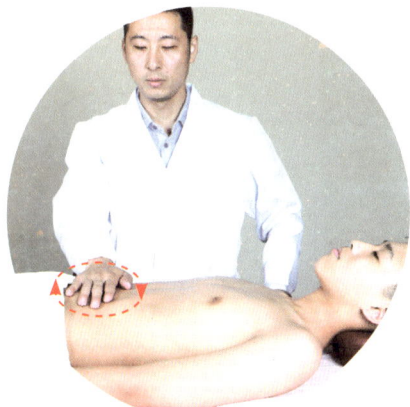

图 8-131　摩腹

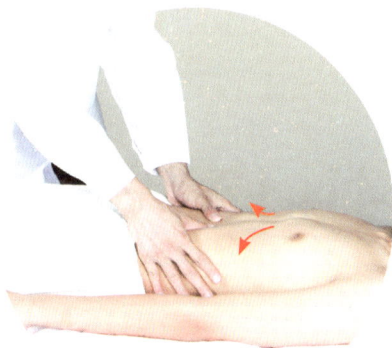

图 8-132　分推腹阴阳

上脘：在上腹部，脐中上 5 寸，前正中线上（图 8-133）。

中脘：在上腹部，脐中上 4 寸，前正中线上（图 8-133）。

下脘：在上腹部，脐中上 2 寸，前正中线上（图 8-133）。

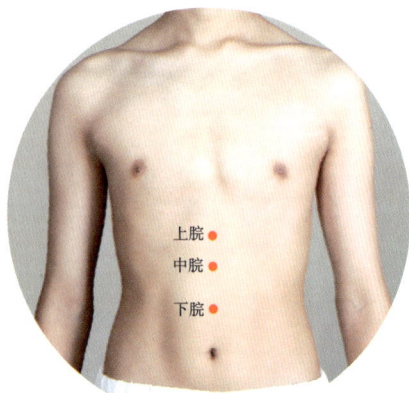

图 8-133　点压上脘、中脘、下脘

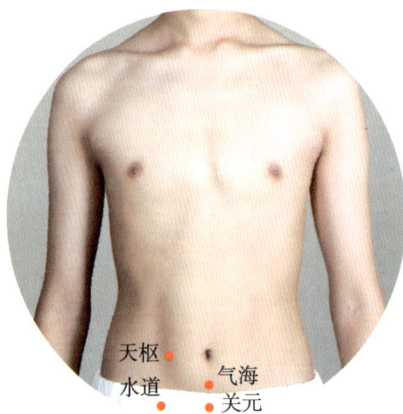

图 8-134　点压气海、关元、天枢、水道

气海：在下腹部，脐中下 1.5 寸，前正中线上（图 8-134）。

关元：在下腹部，脐中下 3 寸，前正中线上（图 8-134）。

天枢：在腹部，横平脐中，前正中线旁开 2 寸（图 8-134）。

水道：在下腹部，脐中下 3 寸，前正中线旁开 2 寸（图 8-134）。

委中：在膝后区，腘横纹中点（图 8-135）。

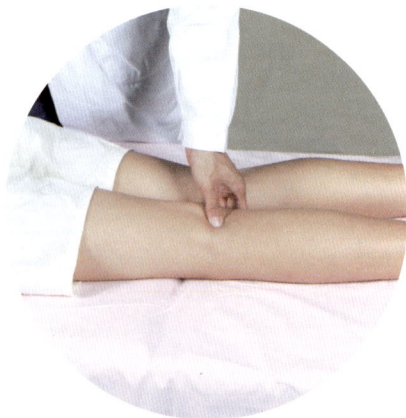

图 8-135　点压委中

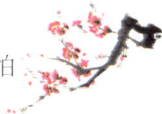

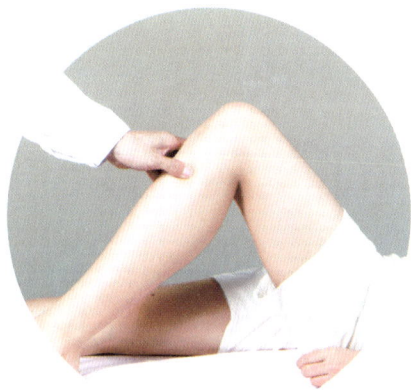

足三里：在小腿外侧，犊鼻下3寸，胫骨前嵴外1横指处（图8-136）。

图8-136　点压足三里

小贴士

腹胀腹痛应禁食生冷、油腻、辛辣。

便秘

用力均匀，用手掌摩腹2~3分钟（图8-137），推荡腹部2~3分钟（图8-138），分推腹阴阳2分钟（图8-139）。

点揉支沟、天枢、大横、承山。

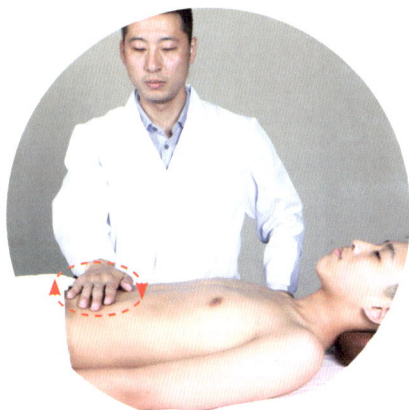

图8-137　摩腹

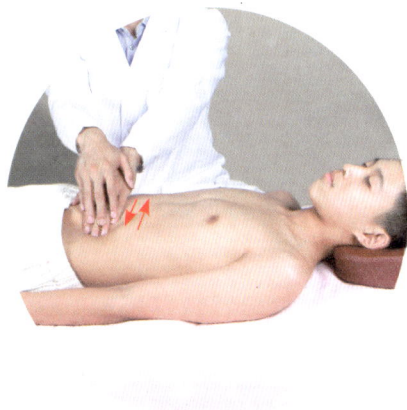

图8-138　荡腹

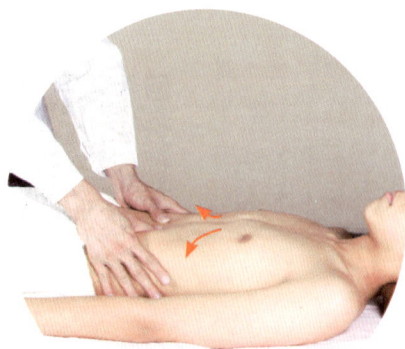

支沟：在前臂后区，腕背侧远端横纹上3寸，尺骨与桡骨间隙中点（图8-140）。

天枢：在腹部，横平脐中，前正中线旁开2寸（图8-141）。

图 8-139　分推腹阴阳

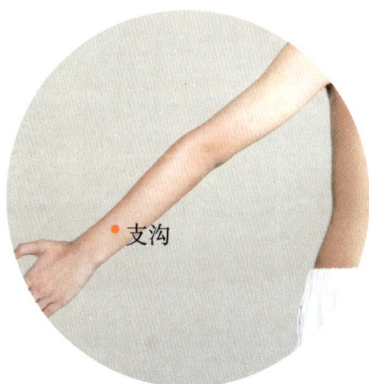

图 8-140　点压支沟

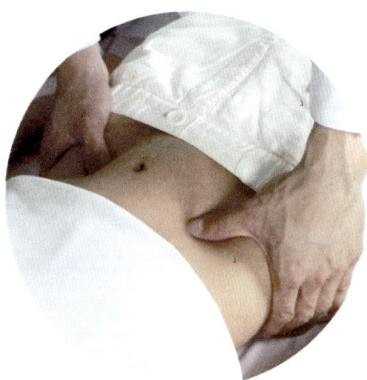

图 8-141　点压天枢

大横：在腹部，脐中旁开4寸（图8-142）。

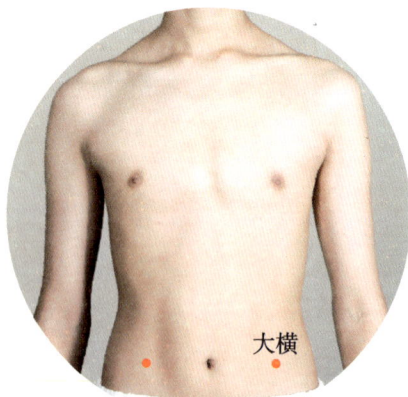

图 8-142　点压大横

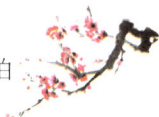

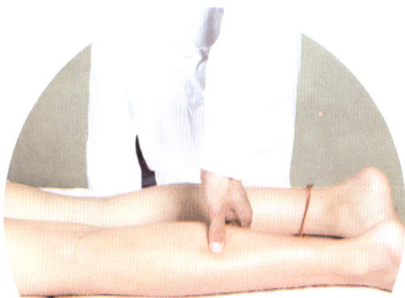

图 8-143 点压承山

承山：在小腿后区，腓肠肌肌腹与肌腱交角处（图 8-143）。

便秘应注意饮食搭配均衡，多摄入瓜果蔬菜；同时逐渐养成良好的排便习惯，如不带手机进厕所等。

腹泻

点揉天枢、中脘、脾俞、关元、手三里。双手搓热，搓两肾 2~3 分钟，再双手搓热，外敷中脘、关元 2~3 分钟，再次双手搓热，搓带脉。

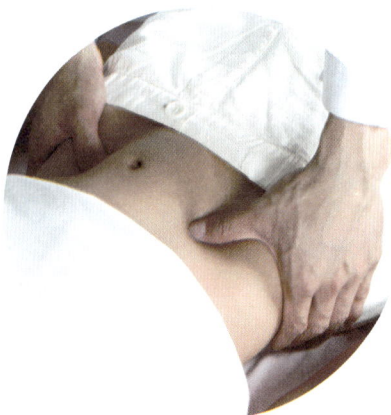

图 8-144 点压天枢

图 8-145 点压中脘

天枢：在腹部，横平脐中，前正中线旁开 2 寸（图 8-144）。

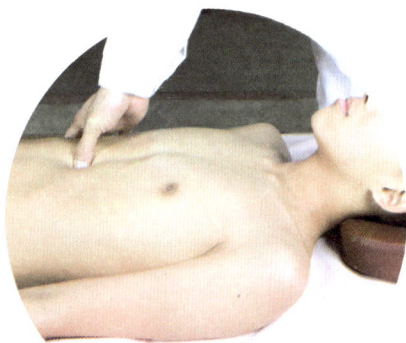

中脘：在上腹部，脐中上 4 寸，前正中线上（图 8-145）。

脾俞：在脊柱区，第11胸椎棘突下，后正中线旁开1.5寸（图8-146）。

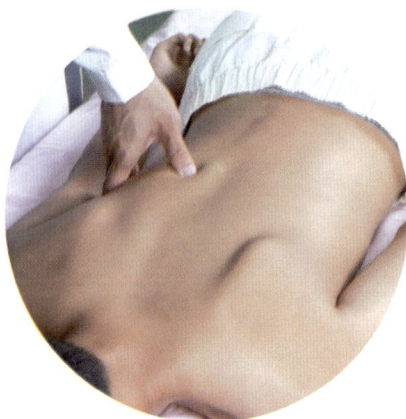

图 8-146　点压脾俞

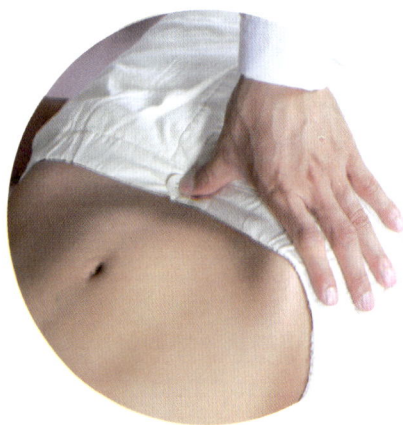

图 8-147　点压关元

关元：在下腹部，脐中下3寸，前正中线上（图8-147）。

手三里：在前臂，肘横纹下2寸，阳溪与曲池连线上（图8-148）。

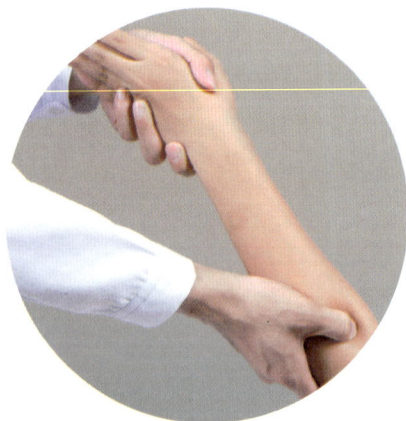

图 8-148　点压手三里

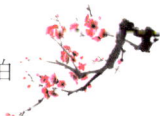

痛经

用力均匀，用手指点压八髎 1~2 分钟（图 8-149）、用中指点压中脘、气海、中极、三阴交、足三里 1~2 分钟，用手掌按摩腰腹 2~3 分钟，用手掌拍打腰腹 2~3 分钟。

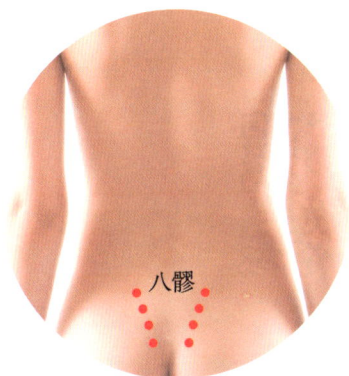

图 8-149　点压八髎

上髎：在骶区，正对第 1 骶后孔中（图 8-149）。

次髎：在骶区，正对第 2 骶后孔中（图 8-149）。

中髎：在骶区，正对第 3 骶后孔中（图 8-149）。

下髎：在骶区，正对第 4 骶后孔中（图 8-149）。

上髎、次髎、中髎、下髎合称八髎。

中脘：在上腹部，脐中上 4 寸，前正中线上（图 8-150）。

气海：在下腹部，脐中下 1.5 寸，前正中线上（图 8-150）。

中极：在下腹部，脐中下 4 寸，前正中线上（图 8-150）。

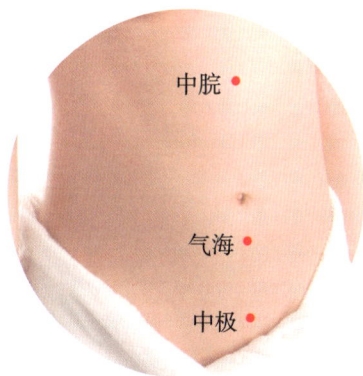

图 8-150　点压中脘、气海、中极

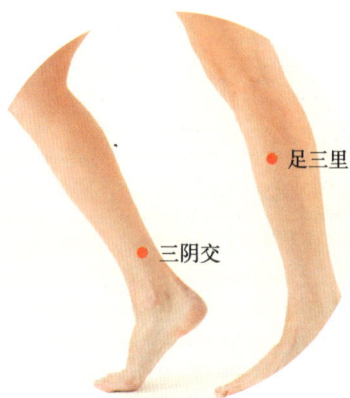

图 8-151　点压三阴交、足三里

三阴交： 在小腿内侧，内踝尖上 3 寸，胫骨内侧缘后际（图 8-151）。

足三里： 在小腿外侧，犊鼻下 3 寸，胫骨前嵴外 1 横指处（图 8-151）。

小贴士

痛经应禁食生冷，避免熬夜，不过劳。